LA DIÉTÉTIQUE ANTI-ARTHROSE

Cécile Bertrand
Diététicienne

En collaboration avec LaNutrition.fr

Directrice éditoriale : Elvire Nérin
Éditrice : Priscille Tremblais

Conception graphique et réalisation : Sophie Peyrucq (Biarritz)
Catherine Julia (Montfrin)
Photo : © foodpix / Jupiterimages
Imprimé et relié par Beta, Barcelona
Dépôt légal : 4ème trimestre 2007-09-07

ISBN : 978-2-916878-08-9

SOMMAIRE

INDEX DES RECETTES

ENTRÉES

PLATS

INTRODUCTION

IL EXISTERAIT DONC UNE FAÇON DE SE NOURRIR qui permettrait de préserver ses articulations et soulager les douleurs de l'arthrose ? Eh bien oui ! Bienvenue dans l'ère de la **médecine nutritionnelle.** Cette nouvelle discipline, en accord à la fois avec des pratiques millénaires et les recherches les plus récentes, est avant tout une médecine préventive.

La médecine nutritionnelle est née d'un constat. Malgré leur utilité, les médicaments ne peuvent compenser les méfaits d'une mauvaise alimentation. Les mauvaises habitudes alimentaires font le lit de la maladie. Vrai me direz-vous pour les maladies cardiovasculaires, les cancers... mais l'arthrose ? Eh bien détrompez-vous. Vous allez découvrir que l'arthrose ne se résume pas à une simple usure du cartilage liée à l'âge. C'est une maladie complexe. Dans un premier temps, nous allons tenter de comprendre quels sont les mécanismes en jeu dans l'arthrose. Ensuite, grâce aux travaux de recherche en nutrition les plus récents, nous allons voir qu'une alimentation adéquate peut permettre d'infléchir ce processus. Ainsi pour la première fois, un livre se propose de vous guider vers **une alimentation vraiment protectrice du cartilage**. Quels sont les aliments clés ? Comment les choisir ? Où les acheter ? Comment les accommoder ?

45 recettes inédites sont là pour vous mettre sur la voie, permettant pour chacune, de vérifier le niveau de **la protection anti-inflammatoire et antioxydante.** Simples et savoureuses, ces recettes sont adaptées à la cuisine de tous les jours et quelques-unes d'entre elles conviendront même aux grandes occasions.

Alors bonne lecture et bon appétit !

L'ARTHROSE, UNE MALADIE QUI DÉTRUIT LE CARTILAGE

L'ARTHROSE EST UN RHUMATISME CHRONIQUE QUI RÉSULTE DE l'usure douloureuse du cartilage, ce tissu élastique de couleur nacrée qui recouvre l'extrémité des os au niveau des articulations. Ce rhumatisme apparaît chez les plus de 40 ans et se généralise après 65 ans. En France, une personne sur cinq en souffrirait.

Genou, hanche et vertèbres sont les articulations principalement touchées. L'articulation se grippe, se déforme aussi parfois. De moins en moins mobile, elle peut devenir très douloureuse. Si on a diagnostiqué chez vous une arthrose, votre médecin vous a sûrement prescrit dans un premier temps des antalgiques comme le paracétamol, qui agissent sur la douleur. Si la douleur perdure, il vous proposera ensuite des anti-inflammatoires non stéroïdiens (AINS) comme l'aspirine ou bien des anti-COX-2, « les coxibs », des molécules d'apparition récente. Ces traitements soulagent la douleur mais ils ont aussi des effets secondaires potentiellement sérieux.

Le paracétamol, lorsqu'il est pris régulièrement sur de longues périodes, est soupçonné d'abîmer les reins. C'est aussi le cas de l'aspirine. L'aspirine peut occasionner des lésions importantes à l'estomac et à l'œsophage. Introduits plus récemment, les « coxibs » ont été formulés pour ne pas causer de lésions à la muqueuse digestive, mais des études ont montré que leurs utilisateurs courent un risque plus élevé d'infarctus et d'accident vasculaire cérébral. Ces nouveaux médicaments pourraient, eux aussi, endommager les reins à long terme.

Alors est-on condamné à choisir entre douleur et effets secondaires ? S'il n'est pas envisageable de se passer totalement des médicaments, notamment dans les formes d'arthrose les plus douloureuses, on peut tenter d'en limiter les doses et par voie de conséquence, les effets indésirables. Le meilleur moyen de préserver son cartilage et de soulager les douleurs de l'arthrose, nous allons le voir, c'est de combattre l'inflammation en empêchant la création d'un état inflammatoire chronique. Car c'est une inflammation chronique qui entretient la maladie et conduit *in fine* à la destruction du cartilage. Dans cette problématique, l'alimentation a un rôle capital à jouer. Avoir une alimentation adéquate est la première étape indispensable pour préserver sa santé en général et articulaire en particulier, de manière très simple, très naturelle sans bouleverser son mode de vie. Afin de bien comprendre pourquoi et comment certains changements alimentaires peuvent ralentir la progression de l'arthrose et atténuer les douleurs, voyons rapidement quels sont les mécanismes qui sous-tendent cette dégénérescence du cartilage.

UNE MALADIE COMPLEXE

Bien qu'associée à l'âge, l'arthrose n'est pas une conséquence directe du vieillissement. C'est une maladie à part entière, une maladie des articulations qui s'apparente à un vieillissement accéléré du cartilage. Le cartilage permet un glissement parfait entre les os et absorbe les chocs (lire encadré). Grâce à lui, nous nous déplaçons, nous courons, nous sautons sans effort apparent et sans douleur. C'est aussi un tissu vivant qui est en perpétuel renouvellement, même chez les personnes les plus âgées. Ce sont des cellules spécialisées appelées chondrocytes qui permettent cela : elles détruisent et construisent la matrice en permanence.

VOYAGE AU COEUR DU CARTILAGE

Le cartilage est un tissu blanc ou jaunâtre, élastique et flexible. L'eau constitue 75 % du poids du cartilage adulte. Sa masse sèche est constituée à 95 % d'une protéine, le collagène et de grosses molécules riches en eau, les protéoglycanes (chondroïtine et glucosamine sont les plus connues). Il comprend aussi des cellules spécialisées appelées chondrocytes (10 % du volume du cartilage). Il est recouvert d'une membrane fibreuse.

UNE MALADIE INFLAMMATOIRE

On a longtemps pensé que l'arthrose, contrairement à l'arthrite rhumatoïde, n'était pas une maladie inflammatoire. En fait, la destruction progressive du cartilage s'accompagne d'inflammation.

L'inflammation est la réponse normale de l'organisme à une agression. Elle vise le plus souvent à éliminer un virus ou une bactérie en fabriquant une grande variété de substances qu'on appelle médiateurs de l'inflammation (cytokines, prostaglandines).

Dans l'arthrose, l'inflammation ne vise à éliminer aucune bactérie, aucun virus. Elle est la conséquence accidentelle d'une surexcitation des cellules spécialisées du cartilage, les chondrocytes.

L'inflammation a une conséquence dramatique pour l'articulation : elle engendre un déséquilibre entre la formation et la destruction du cartilage. Cette dernière devient prépondérante ce qui fait que le cartilage n'est pas remplacé et qu'il est très mal réparé.

UNE MALADIE OXYDATIVE

Les radicaux libres sont des particules instables, réactives et indésirables que l'on fabrique sans le vouloir, lorsqu'on respire, qu'on s'alimente, mais aussi lorsqu'on subit une inflammation. Ils sont souvent liés à l'oxygène ;

c'est la raison pour laquelle un excès de radicaux libres amène les biochimistes à parler de phénomène oxydatif ou de maladie oxydative. S'ils ne sont pas neutralisés par des substances appelées antioxydants, les radicaux libres peuvent endommager cellules et tissus.

Dans l'arthrose, le chondrocyte suractivé fabrique des radicaux libres en grande quantité qui vont renforcer l'inflammation articulaire. Résultat : le cartilage est détruit peu à peu.

Sous l'effet conjugué de l'inflammation et des radicaux libres, le cartilage s'amincit. L'articulation enflammée en permanence est douloureuse. Si la maladie se poursuit, les chondrocytes finissent par dégénérer et mourir, en laissant des zones vides de toute cellule ce qui fragilise la matrice du cartilage et contribue à la détruire un peu plus avec chaque mouvement. Dans les formes sévères, le cartilage a disparu, le mouvement articulaire se fait os contre os.

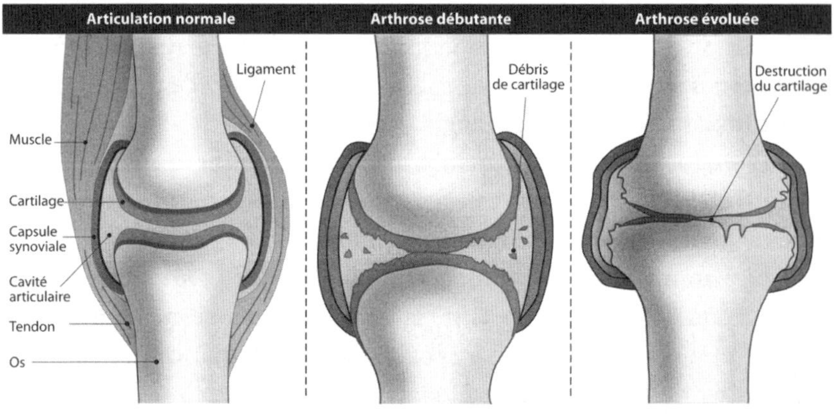

Il est primordial d'agir au plus tôt sur ces processus de destruction afin de préserver le cartilage restant. La présence dans l'alimentation de certains composés permet de prévenir et combattre l'arthrose et aussi de contribuer à une santé optimale. Sans parler de supprimer les médicaments, une alimentation étudiée contribue à abaisser de manière significative le niveau d'inflammation dans les articulations. Et en diminuant l'inflammation, on soulage aussi les douleurs.

L'objectif de ce livre est de vous guider vers une alimentation vraiment protectrice du cartilage. Pour cela nous vous proposons de découvrir 6 règles diététiques à suivre et de les mettre en pratique grâce à 45 recettes simples et savoureuses.

POURQUOI LES CHONDROCYTES S'EMBALLENT ?

Pour quelle raison cette surexcitation des chondrocytes se déclenche-t-elle ? On ne le sait pas encore très bien. On pense qu'elle est consécutive à un excès de pression sur le cartilage. Selon la Société française de rhumatologie, deux cas de figures existent :

- Cet excès de pression s'exerce sur un cartilage normal (arthroses dites mécaniques). A la longue, ce cartilage ne peut plus assumer cette hyperpression, finit par dégénérer et l'arthrose s'installe.
- La pression est normale mais elle s'exerce sur un cartilage fragile (arthroses dites structurales). Pour ce cartilage moins résistant que la normale, la pression pourtant normale est encore trop importante et il va réagir en dégénérant vers l'arthrose.

LA DIETETIQUE ANTI-ARTHROSE

Règle n°1 : Utiliser pour cuisiner les huiles d'olive et de colza

VOUS LE SAVEZ MAINTENANT, L'ARTHROSE EST UNE MALADIE inflammatoire. Or les graisses végétales que vous consommez jouent un rôle crucial dans cette inflammation. Certaines d'entre elles, que l'on appelle oméga-6, conduisent l'organisme à fabriquer des substances inflammatoires. On les trouve dans les huiles et margarines de tournesol, de maïs, de pépins de raisin, dans les huiles de mélange (conçues à la fois pour l'assaisonnement et la cuisson), dans les œufs de poules nourries aux céréales (le jaune en particulier), certaines viandes, le foie de certains animaux.

D'autres graisses, que l'on appelle oméga-3, agissent au contraire comme de véritables pare-feux en enrayant le cercle vicieux de l'inflammation. On les trouve dans les huiles et margarines de colza, dans le poisson. Il existe d'autres graisses encore, qu'on appelle oméga-9 ou mono-insaturées. Vous les connaissez, ce sont celles qu'on trouve dans l'huile d'olive. Elles aussi peuvent freiner l'inflammation, même si elles sont moins puissantes que leurs cousines oméga-3.

Le premier réflexe nutritionnel à adopter quand on souffre d'arthrose est donc de diminuer les aliments qui contiennent des oméga-6 et de les remplacer par ceux qui contiennent des oméga-3 et des oméga-9. Mais cela ne suffit pas car on trouve ces graisses pro-inflammatoires dans bon nombre de produits transformés par l'industrie agroalimentaire et là difficile d'y échapper. C'est là qu'intervient le deuxième réflexe nutritionnel à acquérir : consommer plus d'oméga-3 pour contrebalancer les effets pro-inflammatoires de ces graisses. Voyons cela plus en détail.

DES GRAISSES DANGEREUSES : LES TRANS

Ces graisses mal connues du public ont trois origines : la transformation par l'industrie de certains corps gras pour les incorporer aux biscuits par exemple ; la digestion par les ruminants des graisses présentes dans leur alimentation ; le chauffage des huiles industrielles, notamment au cours de l'étape de désodorisation, mais aussi les grillades de viandes que l'on fait à la maison. C'est ainsi qu'on rencontre des acides gras *trans* dans les laitages, dans les aliments transformés qui contiennent des « huiles partiellement hydrogénées », dans les huiles qui n'ont pas été pressées à froid, dans les corps gras solides pour fritures de type Végétaline et dans certains aliments grillés. De nombreux acides gras *trans* produits industriellement sont inflammatoires. Ils peuvent aussi entraîner des maladies cardiovasculaires. On ne sait pas encore si c'est aussi le cas des acides gras *trans* du beurre et des laitages.

LE CHOIX DE VOS MATIÈRES GRASSES EST CAPITAL

Si les graisses jouent un rôle aussi fondamental dans l'inflammation et les maladies comme l'arthrose c'est parce qu'elles sont formées d'acides gras (lire encadré) à partir desquels nous fabriquons des hormones appelées « prostaglandines ». Quels sont ces acides gras ?

LES ACIDES GRAS, QU'EST-CE QU'EST ?

On distingue les graisses d'après les acides gras qui les composent. Les acides gras sont des chaînes constituées essentiellement de carbone et d'hydrogène. Lorsque ceux-ci, du fait de leurs caractéristiques chimiques, ne peuvent plus accepter d'hydrogène, ils sont dits « saturés ». Ils sont dits « mono-insaturés » lorsqu'ils peuvent accepter un seul atome d'hydrogène et « polyinsaturés » lorsqu'ils peuvent en fixer plusieurs.

Parmi les acides gras polyinsaturés, deux sont « essentiels » : l'organisme ne sachant pas les fabriquer, ils doivent impérativement être apportés par l'alimentation. Ce sont les acides linoléique (tournesol, maïs) et alpha-linolénique (noix, lin, colza). Une fois absorbés, l'un et l'autre sont transformés en d'autres acides gras. L'acide linoléique et les acides gras auxquels il donne naissance sont des oméga-6, l'alpha-linolénique et tous les acides gras issus de ce dernier, des oméga-3.

A partir des acides gras oméga-6, nous pouvons synthétiser des prostaglandines dont les effets favorisent l'inflammation, la coagulation du sang et la contraction des vaisseaux sanguins. A partir des acides gras oméga-3, nous fabriquons des prostaglandines aux actions opposées à celles dérivées des oméga-6 : effets anti-inflammatoires et anticoagulants et favorisant la dilatation des vaisseaux. Dans les meilleures conditions, ces effets opposés sont en équilibre. Le problème c'est que l'alimentation contemporaine apporte beaucoup plus d'oméga-6 que d'oméga-3. Le rapport actuel oméga-6/oméga-3 dans l'alimentation des Français, des Belges, des Suisses ou des Canadiens varie entre 10/1 et 20/1 alors qu'il devrait idéalement se trouver autour de 4/1. Avec ce ratio de 20/1, c'est le métabolisme des oméga-6 qui prend le pas sur celui des oméga-3. Nous synthétisons beaucoup plus de composés inflammatoires que de composés anti-inflammatoires. Conséquence : une alimentation dont le ratio oméga-6/oméga-3

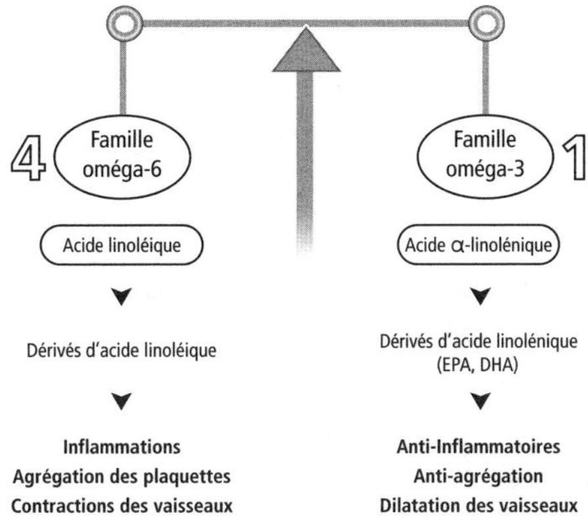

est déséquilibré favorise l'inflammation chronique qui entretient la maladie. La solution ? Manger moins d'aliments riches en oméga-6 et plus d'aliments contenant des oméga-3 afin de tendre le plus possible vers un ratio de 4/1. Ce ratio oméga-6/oméga-3 sera calculé pour chaque recette donnée en deuxième partie d'ouvrage. La première étape de ce rééquilibrage, peut-être la plus importante, passe par le choix judicieux des corps gras utilisés pour cuisiner, assaisonner, et aussi tartiner.

QUELLES SONT LES MATIÈRES GRASSES IDÉALES POUR VOS ARTICULATIONS ?

Aujourd'hui les données convergent pour conseiller de réduire la consommation de graisses saturées et d'acides gras *trans,* d'augmenter les graisses mono-insaturées et surtout nous venons de le voir, d'augmenter les oméga-3 au détriment des oméga-6.

Si vous utilisiez de l'huile de tournesol, de maïs ou de pépins de raisin, ou une huile de mélange de type Isio 4, il vous faut en changer car elles sont beaucoup trop riches en oméga-6. Même chose pour les margarines Fruit d'Or au tournesol et pour la Végétaline si vous faites des fritures. Dans ce contexte, on conseillera deux huiles : l'huile d'olive et l'huile de colza. Elles sont toutes deux riches en acides gras mono-insaturés tout en apportant relativement peu d'acides gras saturés et d'acides gras oméga-6. L'huile de colza a l'avantage d'apporter en plus des oméga-3. Une cuillerée à soupe apporte environ 1 à 1,5 g d'acide alpha-linolénique (ALA).

AU PETIT DÉJEUNER

On peut consommer un peu de beurre cru en parallèle avec une margarine riche en oméga-3 (margarine de colza), les plus équilibrées et les plus goûteuses étant les margarines St Hubert aux oméga-3 et Primevère.

POUR ASSAISONNER

L'huile de colza peut s'utiliser, seule ou additionnée d'huile d'olive, pour l'assaisonnement de vos salades et de vos plats chauds.

POUR LA CUISINE

L'huile de colza peut occasionnellement se faire chauffer (contrairement à ce que l'on peut lire sur l'étiquette) à partir du moment où les règles d'usage sont respectées, c'est-à-dire ne pas faire fumer l'huile. Mais pour cuisiner régulièrement à la poêle et à haute température, mieux vaut quand même utiliser l'huile d'olive.

POUR LES PÂTISSERIES

Sachez que vos gâteaux et pâtes à tarte ne perdront rien de leur saveur si vous les confectionnez avec une margarine riche en oméga-3. Et si vous ne disposez pas de margarine, vous pouvez tout à fait ajouter un mélange d'huile d'olive et de beurre (50/50) à vos préparations salées ou un mélange d'huile de colza et de beurre (50/50) à vos préparations sucrées.

PLATS PRÉPARÉS, ALIMENTS INDUSTRIELS

Lisez bien les étiquettes. Limitez les aliments dans lesquels la principale huile végétale est l'huile de tournesol, et ceux qui contiennent des acides gras partiellement hydrogénés (acides gras *trans*).

AU RESTAURANT

Les sauces pour salades sont souvent préparées avec de l'huile de tournesol. Prenez le contrôle de l'assaisonnement de votre salade en demandant une burette d'huile d'olive. Tous les restaurants n'ont pas d'huile de colza, mais ils ont la plupart du temps de l'huile d'olive.

A LA CANTINE

Informez-vous sur les huiles utilisées dans votre restaurant d'entreprise et dans la cantine scolaire que fréquentent vos enfants. Essayez de faire bouger les choses !

EN PRATIQUE

LES CORPS GRAS À BANNIR	LES BONNES GRAISSES
Les huiles de tournesol, de maïs, de soja, de pépins de raisin et les margarines qui en sont dérivées	L'huile de colza en assaisonnement des salades ou des plats chauds et de l'huile d'olive pour la cuisson, les margarines enrichies en oméga-3 type St Hubert oméga-3 ou Primevère

Règle n°2 : Enrichir son alimentation en oméga-3

Après avoir fait le tri dans vos matières grasses, la deuxième étape de ce rééquilibrage en acides gras consiste à manger davantage d'aliments riches en oméga-3 afin de tendre le plus possible vers un ratio oméga-6/oméga-3 de 4/1.

DU POISSON GRAS 2 À 3 FOIS PAR SEMAINE

On trouve facilement dans nos supermarchés tous les poissons dits gras : (du plus riche au moins riche en acides gras oméga-3) : maquereau, hareng, sardine, anchois, thon, saumon, anguille, flétan. La fraîcheur du poisson est très importante car les oméga-3 sont des graisses très sensibles à l'oxydation. Vous pouvez cependant consommer aussi occasionnellement du poisson fumé, surgelé ou en conserve. Leur teneur en oméga-3 risque d'être inférieure à celle des poissons frais mais ils permettent de varier les menus et sont surtout plus pratiques à conserver. Pour les conserves à l'huile, choisissez impérativement celles à l'huile de colza ou d'olive. Pour le thon, préférez le thon blanc Germon au thon Albacore. Sachez enfin que contrairement à ce que l'on lit souvent, le saumon d'élevage ne contient pas moins d'oméga-3 que le poisson sauvage. Autre atout des poissons gras : leur richesse en vitamine D, substance indispensable à une bonne ossification. De plus, selon des recherches toutes récentes, cette vitamine jouerait un rôle anti-inflammatoire important chez les personnes souffrant d'arthrose. Selon une étude qui vient d'être publiée (juillet 2007) dans le journal de référence *Arthritis and Rheumatism,* des suppléments de vitamine D permettraient de moduler l'inflammation chez des personnes souffrant d'arthrose précoce (59 ans d'âge moyen chez les volontaires de l'étude).

DANS LES VÉGÉTAUX AUSSI

Parmi les légumes verts, c'est le pourpier qui est le plus riche en oméga-3. Viennent ensuite la mâche et les épinards. Si vous n'avez jamais goûté au pourpier, préparez-le cru, arrosé d'huile d'olive, de jus de citron, de sel et de poivre. Les noix classiques comme la noix de Grenoble apporte les acides gras oméga-3 et oméga-6 dans les proportions idéales. Les graines de lin sont une excellente source d'oméga-3. Entières ou moulues, on peut les incorporer à diverses préparations : salades, muesli, compote, fromage blanc, pain.

PENSEZ AUX ŒUFS !

Non seulement l'œuf offre des protéines d'excellente qualité mais il peut aussi apporter des quantités non négligeables d'oméga-3 s'il provient de poules élevées aux graines de lin. En effet, en picorant ces graines particulièrement riches en oméga-3, les poules concentrent ces bons acides gras dans l'œuf et les rendent disponibles pour l'homme. En France, on trouve ces œufs en grande surface notamment sous le label filière Bleu-Blanc-Cœur.

POUR VOUS INCITER À PASSER À L'ACTION...

L'utilisation des oméga-3 pour soulager les douleurs articulaires n'est pas nouvelle. Des huiles de poisson (riches en oméga-3) sont ainsi prescrites

COMMENT SAVOIR SI JE MANQUE D'OMÉGA-3

Pour le Dr de Lorgeril, cardiologue et chercheur au CNRS spécialiste des oméga-3, la consommation hebdomadaire de poisson est un bon indicateur. Si vous mangez moins de deux fois par semaine du poisson gras, vous êtes très probablement déficitaire en oméga-3 d'origine marine. Si vous n'utilisez pas d'huile de colza, vous avez très probablement une carence en oméga-3 d'origine végétale.

depuis plusieurs siècles pour soulager les patients présentant des crises de goutte. Cet usage empirique a été confirmé par de nombreuses études scientifiques (dont dix essais de bonne qualité chez l'homme) au cours de ces 20 dernières années.

Des chercheurs de l'université de Cardiff (Pays de Galles) ont, par exemple, mené plusieurs expériences très concluantes en laboratoire sur des tissus de cartilage arthrosique. Et mieux encore, ils ont publié il y a peu les résultats d'une étude sur 31 personnes souffrant d'arthrose et en attente d'une opération chirurgicale pour la pose d'une prothèse totale du genou. La moitié des participants a pris 2 fois par jour pendant 10 à 12 semaines avant l'opération, 2 capsules contenant 1 g d'huile de foie de morue enrichie en oméga-3. L'autre moitié a pris un placebo (pilule sans effet biologique). Après l'opération, les cartilages récupérés ont été analysés. Résultat : chez 86 % des personnes ayant pris des oméga-3, plus aucune trace (ou très peu) des enzymes qui détruisent le cartilage contre 26 % dans le groupe placebo. D'après le professeur Bruce Caterson qui a mené l'étude, *« concrètement cela signifie qu'une supplémentation en acides gras oméga-3 peut ralentir voire stopper l'usure du cartilage et réduire l'inflammation ainsi que la douleur qui accompagne l'arthrose. »* Il faut toutefois noter que l'effet des oméga-3 sur les douleurs articulaires n'est pas immédiat : il faut deux à trois mois pour réellement ressentir leur action. Si les effets des oméga-3 sur les douleurs articulaires sont nets, il ne faut pas oublier cependant que c'est en prévention qu'ils sont les plus efficaces. Donc n'hésitez pas à adopter ces changements alimentaires même si votre arthrose ne vous fait pas encore souffrir.

EN PRATIQUE

Idéalement, il faudrait :

- Consommer du poisson gras 3 fois par semaine
- Manger 4-5 noix par jour ou 3 à 4 cuillères à soupe de graines de lin
- Œufs 2 à 4 fois par semaine

Règle n°3 :
Epicer plus souvent ses plats

Depuis quelques années, les épices suscitent l'intérêt de nombreux chercheurs dans le monde entier. Et ils ne cessent de leur découvrir de nouvelles vertus : anti-cancer, anti-diabète, digestives, anti-douleur et surtout…anti-inflammatoires ! Dans l'arthrose, leur rôle est double. Elles luttent contre l'inflammation (donc réduisent les douleurs) et sont également de puissants antioxydants. Les deux épices les plus intéressantes dans l'arthrose se trouvent facilement en France : ce sont le gingembre, racine au goût poivré bien connue des Chinois et le curcuma, ingrédient indispensable du célèbre curry.

LE GINGEMBRE, UN ANTI-INFLAMMATOIRE DE PREMIER PLAN

Le gingembre (*Zingiber officinale*) est connu depuis plus de 6 000 ans en Inde et en Chine. Il était traditionnellement utilisé pour le traitement des troubles de la digestion et des douleurs rhumatismales. La médecine ayurvédique le décrit comme la plante de référence pour combattre les inflammations de toutes natures. Des recherches très récentes ont confirmé le caractère fortement anti-inflammatoire des composés du gingembre, notamment les gingérols, les shoagols et les paradols.

C'est en s'appuyant sur son usage ancestral que des chercheurs ont eu l'idée en 1992 de tester de la poudre de gingembre dans l'arthrose. Après 3 mois d'utilisation, les trois-quarts des patients ont vu leur état s'améliorer. Certains ont poursuivi le traitement à base de gingembre pendant plus de deux ans et demi sans aucun effet indésirable notable. Une autre étude clinique remarquable a été récemment publiée dans le journal médical de référence *Arthritis*

EN PRATIQUE, COMMENT UTILISER LE GINGEMBRE ?

- Râpé ou haché frais, il parfume à merveille les plats sautés et les currys, les soupes, les ragoûts à l'orientale et les plats de poisson. On peut aussi en ajouter dans l'eau du thé ou en faire une infusion à prendre à la fin du repas.
- Mariné dans du vinaigre, il est l'indispensable accompagnement des sushis, des sashimis, des nouilles orientales, de la tempura, etc.
- Confit, il entre dans la composition de biscuits, gâteaux ou autres desserts. Détail gourmand : le gingembre confit est excellent dans de la crème fouettée une fois haché finement.
- En poudre, il convient aux pains, pâtisseries et entremets. Il se marie harmonieusement avec la noix de muscade pour assaisonner la soupe à la courge.

and Rheumatism. Les scientifiques ont donné pendant 6 semaines à des personnes souffrant d'arthrose du genou, soit du gingembre, soit un placebo. Les participants pouvaient prendre un médicament chimique si les douleurs étaient trop fortes. L'étude a été conduite sans que ni les médecins qui dirigeaient l'étude, ni les patients qui y participaient, sachent qui prenait le gingembre et qui prenait la pilule dénuée d'effet. En science, ces études sont celles dont les résultats sont les plus fiables. Les chercheurs ont constaté à l'issue de l'étude que les personnes ayant pris le gingembre (mais pas celles sous placebo) se déplaçaient avec plus de facilité, que leur douleur était moins forte et leur articulation moins raide, signe que leur arthrose était grandement améliorée par le gingembre. Ces études ont été réalisées avec du gingembre frais, à des doses très variées : entre 0,5 g et 50 g par jour.

On peut se procurer facilement du gingembre frais en grands magasins et épiceries. Il se consomme cru (à croquer ou à sucer à des fins médicinales), en infusion ou bien en cuisine (voir les recettes à partir de la page 42).

Un paramètre important à garder en mémoire : 1 à 2 g de gingembre séché en poudre (soit une cuillère à café environ) correspondent à environ 10 g de racine fraîche (soit une tranche d'un peu plus d'un demi centimètre d'épaisseur).

LE CURCUMA : UN TRÈS FORT POTENTIEL ANTI-ARTHROSE

Le *Curcuma longa* est une plante indienne dont on tire une épice jaune d'or, appelée safran des Indes ou curcuma. Cette épice est utilisée depuis des siècles en Inde comme plante médicinale mais aussi comme conservateur alimentaire et colorant textile (en particulier pour teinter les tenues couleur safran des moines bouddhistes). La médecine ayurvédique emploie le curcuma pour soigner une grande variété d'affections (maladies cutanées, pulmonaires et gastro-intestinales, douleurs, plaies, etc.). La recherche scientifique a confirmé ces propriétés et a identifié la substance du curcuma qui en était responsable : la curcumine. Les résultats des études montrent que la curcumine est antioxydante, anti-inflammatoire, antivirale, antibactérienne, antifongique et anti-cancer. Et comme si cela ne suffisait pas, elle présente un fort potentiel contre différentes maladies malignes, le diabète, les allergies, la maladie d'Alzheimer et, ce qui nous intéresse, l'arthrose.

Le curcuma n'a pas encore fait l'objet de nombreuses études cliniques. Cela s'explique par le fait que les chercheurs commencent à peine à s'intéresser aux substances naturelles et qu'en plus, elles rapportent infiniment moins d'argent aux laboratoires pharmaceutiques que les médicaments. Heureusement, on dispose déjà des résultats d'un petit nombre d'études sur les effets du curcuma sur l'arthrose. Dans la plus ancienne, datant de 1991, le curcuma a été donné à 41 patients souffrant d'arthrose, en association avec une autre plante appelée boswellia. Les résultats montrent une amélioration nette et rapide de la douleur et de la raideur matinale. Plusieurs études *in vitro* et chez l'animal ont également montré l'activité anti-inflammatoire de suppléments de curcuma. Selon ces études, le curcuma empêcherait aussi la destruction du cartilage. Enfin, une étude très sérieuse a été menée pendant 32 semaines avec 90 patients souffrant d'arthrose du genou. Les volontaires ingéraient quotidiennement soit un comprimé de mélange de plantes (curcuma, gingembre, boswellia et withania), soit un

EN PRATIQUE

Il faudrait régulièrement consommer entre 1,5 g et 3 g par jour de curcuma en poudre. Comment l'utiliser ?

- En marinade. Mettre la viande à mariner dans le mélange suivant avant de la faire cuire avec un peu d'huile d'olive : sauce soja, oignon, ail, gingembre, curcuma et eau. S'utilise aussi avec bonheur dans les marinades de concombre avec du sel et de l'aneth.
- Dans tous les plats de curry et les chutneys.
- Dans les préparations « pilaf » de céréales (comme le fameux riz pilaf), sur les pommes de terres, les lentilles et les légumes (chou-fleur notamment).
- Pour colorer diverses préparations : pâte à crêpe ou à gaufre, glaces et sorbet, vinaigrette
- Pour lier les sauces (comme le font les Réunionnais).
- Dans les soupes et veloutés (de courgettes et courges par exemple).
- En infusion (mettre 1 g à 1,5 g de poudre pour 150 ml d'eau bouillante et laisser infuser pendant 10 à 15 minutes). Boire deux tasses par jour.

placebo. Ils n'avaient pas le droit de prendre de médicaments anti-douleur ou anti-inflammatoires. Au terme de l'étude, les patients ayant bénéficié du mélange de plantes souffraient trois fois moins que ceux sous placebo. Ils avaient également une meilleure mobilité et moins de raideurs articulaires.

Seule ombre au tableau : la curcumine semble mal absorbée par le corps humain. La solution pour être sûr d'absorber la bonne quantité de curcumine est de toujours cuisiner le curcuma avec des graisses (huile d'olive ou de colza).

Règle n°4 : Au moins 3 portions de fruits et 3 portions de légumes chaque jour

Légumes et fruits constituent notre principale source de minéraux et de vitamines, des micronutriments indispensables pour la santé (vitamines C, E, K, bêta-carotène, calcium, magnésium, potassium... Mais ils apportent également d'autres phytonutriments très précieux : des flavonoïdes et autres polyphénols dont la plupart sont des antioxydants de premier ordre et des fibres qui aident à lutter contre l'inflammation.

ANTIOXYDANTS CONTRE RADICAUX LIBRES

Les radicaux libres sont des particules agressives qu'il faut absolument neutraliser avant qu'elles altèrent les cellules et les tissus. Au cours de l'arthrose, la destruction du cartilage s'accompagne de la formation de radicaux libres en grande quantité. De plus, il semblerait que le liquide synovial dans lequel baignent les articulations ait un système antioxydant défectueux chez les personnes souffrant d'arthrose. C'est l'hypothèse qu'ont vérifié très récemment des chercheurs polonais en analysant des échantillons de liquide synovial de 69 personnes présentant une arthrose du genou suite à un traumatisme. Résultat : les radicaux libres produits en excès dans ce liquide ne sont pas neutralisés et endommagent encore davantage le cartilage articulaire. Comment limiter au maximum ces dégâts ? Tout simplement en mettant plus d'antioxydants dans son assiette. On sait en effet qu'en apporter plus d'antioxydants à l'organisme on lui permet de mieux lutter contre les maladies chroniques. Pour l'arthrose, de nombreux travaux de recherche sont en cours afin d'évaluer les effets des antioxydants sur la douleur et les autres symptômes de la maladie.

COMMENT FAIRE LE PLEIN D'ANTIOXYDANTS À COUP SÛR

Les antioxydants sont présents en grande quantité dans les végétaux. Mais quels sont ceux qui sont les mieux pourvus ? C'est pour répondre à cette question qu'en 1993, une équipe de chercheurs de l'université Tufts à Boston a mis au point l'indice ORAC (*Oxygen Radical Absorbance Capacity*) qui mesure et compare la capacité d'absorption des radicaux libres des fruits et des légumes (c'est-à-dire leur pouvoir antioxydant). Les indices ORAC sont établis par rapport à une référence : la capacité antioxydante du Trolox, un analogue de la vitamine E (vitamine à la capacité antioxydante bien déterminée). L'indice ORAC se mesure ainsi en µmol TE / g d'aliment, TE signifiant « équivalent Trolox ». Plus il est élevé, plus l'aliment correspondant neutralise de radicaux libres. Cet indice est rapidement devenu une méthode standard de mesure de la capacité antioxydante d'une substance.

DU CHOU CONTRE L'ARTHROSE

Les légumes crucifères doivent devenir l'un de vos principaux atouts contre l'arthrose. Non seulement ils renferment des antioxydants, mais aussi des composés appelés glucosinolates particulièrement précieux. Lorsque vous mangez du chou ou des crucifères (surtout crus), ces glucosinolates stimulent l'activité d'une famille d'enzymes qui bloquent les processus inflammatoires dans l'articulation, et qui empêchent du même coup la destruction des cellules du cartilage. Ce phénomène a été décrit expérimentalement en 2005 par l'équipe du Pr Konstantinos Konstanpoulos, de l'université américaine Johns Hopkins de Baltimore. On en est donc au tout début de la recherche, mais c'est une raison supplémentaire pour consommer des légumes crucifères au moins 3 fois par semaine.

Il ressort de toutes ces mesures que pour augmenter vos apports en antioxydants, il faut privilégier ...

... côté fruits : les baies et fruits rouges (myrtilles, fraises, framboises, mûres, groseille, cerise), les agrumes, les pruneaux et les prunes, les kiwis, l'ananas et les dattes ;

... côté légumes : la palme revient aux crucifères (chou-fleur, chou de Bruxelles, chou rouge et blanc, brocoli, chou frisé, brocoli, chou-rave, chou romanesco, radis noir, navet, rutabaga, raifort, etc.), riches en vitamines C et K et en nombreux antioxydants. Vous pouvez faire une cure de chou en mangeant chaque jour 400 g de chou, moitié cru, moitié cuit. Un grand verre de jus de chou rouge tous les jours garantit également une protection efficace contre les douleurs rhumatismales. Artichaut, poivrons (rouge en particulier), épinards, tomate, céleri et ail représentent aussi d'excellentes sources d'antioxydants. L'indice ORAC de chaque recette proposée dans la seconde partie du livre sera calculé afin de pouvoir les comparer entre elles. Les ingrédients de ces recettes étant de toute façon choisis de préférence parmi les meilleures sources d'antioxydants.

FIBRES CONTRE INFLAMMATION

Les légumes et les fruits, tout comme les céréales complètes, contiennent beaucoup de fibres. Une propriété intéressante contre l'arthrose puisque, d'après les scientifiques, les personnes qui mangent beaucoup de fibres présentent des taux de protéine C réactive (un marqueur de l'inflammation) beaucoup plus bas que celles qui en ingèrent peu. Une alimentation végétarienne sans gluten permettrait même d'après des chercheurs suédois d'améliorer les symptômes de l'arthrose. Les quantités quotidiennes de fibres testées par les chercheurs dans l'arthrose sont comprises entre 20 et 30 g ce qui correspond aux apports quotidiens recommandés.

COMMENT AUGMENTER SON APPORT EN FIBRES ?

- Manger le plus varié possible

- Préférer les fruits et les légumes plutôt que leurs jus
- Manger les peaux des fruits et légumes en privilégiant les produits
- Saupoudrer les salades de germe de blé
- Remplacer le pain blanc par du pain complet
- Manger du riz complet plutôt que du blanc
- Cuisiner des légumes secs deux à trois fois par semaine
- Manger plus de 6 portions de fruits et légumes tous les jours

Attention : il faut augmenter sa consommation de fibres progressivement afin d'éviter certains inconforts intestinaux.

ALIMENTS LES PLUS RICHES EN FIBRES (pour 100 g)	
son de blé	40-45 g
oléagineux (amandes, noisettes, noix, etc.)	5-13 g
figues sèches et dattes	8-10 g
pain complet	7,5 g
flocons d'avoine	6-7 g
haricots blancs	6,3 g
artichauts	5,2 g
lentilles	4,4 g
petits pois	4 g
légumes	2-3 g
fruits	1,8 g

EN PRATIQUE

- La présence de végétaux est nécessaire à chaque repas sous forme crue et cuite
- Pour améliorer l'absorption des antioxydants, n'hésitez pas à ajouter un peu d'huile d'olive ou de colza à vos préparations car certains d'entre eux ne sont bien absorbés qu'en présence de graisses.

Règle n°5 : Mettre plus souvent coquillages et crustacés au menu

LES PREMIERS PRODUITS DE LA MER INTÉRESSANTS CONTRE l'arthrose, ce sont les poissons gras car, nous l'avons vu, ils sont riches en oméga-3 (lire page 18). Mais les crustacés ne sont pas en reste. Leur carapace contient de la chitine à partir de laquelle on fabrique de la glucosamine, une substance nécessaire au maintien de l'intégrité du cartilage de toutes les articulations. Les coquillages, comme l'huître et la moule en particulier, sont d'excellentes sources de minéraux antioxydants. Et pour les amateurs, il y a les algues qui d'un point de vue nutritionnel sont des aliments hautement recommandables.

LES CRUSTACÉS AU SECOURS DES ARTICULATIONS

Dans les squelettes des invertébrés marins et dans les carapaces des crustacés se cache une substance très intéressante contre l'arthrose : la glucosamine. Ce sucre aminé est l'un des constituants essentiels du cartilage.

Selon différentes études, la glucosamine :

• soulage les symptômes douloureux en 2 à 6 semaines de traitement

• améliore la souplesse articulaire

• lutte contre la dégradation du cartilage et semble permettre au moins en partie sa régénération.

La glucosamine utilisée dans les compléments est extraite de la carapace de crustacés (crevettes notamment). Du cartilage de requin ou de raie est extraite la chondroïtine, un constituant essentiel du cartilage qui permet la lubrification de ce dernier par le liquide synovial. En pratique, cette substance diminue les effets néfastes de l'inflammation liée à l'arthrose et contribue à la réparation du cartilage.

Les suppléments de chondroïtine font partie de la panoplie des traitements de l'arthrose reconnus par l'Eular (la ligue européenne contre les rhumatismes).

Chondroïtine et glucosamine se retrouvent dans de nombreux produits naturels anti-arthrose. En revanche, on ignore si les préparations à base de carapaces de crustacés comme les bisques ou la bouillabaisse ou bien le fait de manger les carapaces des petites crevettes grises présentent un intérêt en cas d'arthrose. Quoi qu'il en soit, les crustacés sont des produits qui, par leur teneur en protéines, en lipides et en vitamines sont intéressants à mettre régulièrement au menu.

Les crustacés sur vos étals : araignée de mer, crevette, étrille, homard, langouste, langoustine, tourteau.

LES COQUILLAGES : SAINS ET SAVOUREUX

Les coquillages sont une bonne source de protéines qui de plus, apportent quelques oméga-3 et surtout des vitamines, minéraux et oligo-éléments en quantité appréciable. Les fruits de mer sont donc des aliments nutritionnellement très corrects. Les huîtres et les moules contiennent des quantités importantes de l'acide aminé soufré cystéine, et d'un produit de sa dégradation, la taurine (5% de la matière sèche dans les moules). Ces deux substances sont des antioxydants majeurs, qui participent à la protection contre les radicaux libres.

Deux minéraux jouent un rôle capital dans nos défenses antioxydantes. Il s'agit du zinc et du sélénium. Une douzaine d'huîtres couvrent la totalité des besoins quotidiens en zinc d'un adulte. Les huîtres sont donc notre meilleure source de zinc. Elles sont également avec les moules notre meilleure source de sélénium.

	HUÎTRE CRUE (pour 100 g) 100 g = 12 huîtres	MOULE CRUE (pour 100 g) 100 g = 60 moules
Zinc	80 mg	2 mg
Sélénium	60 µg	56 µg

• Les moules peuvent se manger crues ou cuites. Elles sont commercialisées fraîches ou en conserve. Faciles à préparer, elles peuvent être accommodées de mille façons (lire pages 54 et 58).
• Les huîtres peuvent elles aussi se manger crues ou cuites.

Les coquillages sur vos étals : amande, bigorneau, bulot, coque, coquille Saint-Jacques, huître, moule, ormeau, palourde, pétoncle, praire, telline.

LES BIENFAITS DES ALGUES

Les algues combinent avantageusement des apports en minéraux et vitamines avec une richesse en antioxydants. Ces « légumes de la mer » sont de véritables concentrés d'eau de mer : elles sont donc naturellement riches en minéraux et oligoéléments qui peuvent représenter jusqu'à 35 % environ de leur poids sec.

Ainsi, les algues renferment notamment beaucoup de calcium assimilable par le corps humain : la dulse *(Palmaria palmata,* algue rouge) contient 20 fois plus de calcium que le lait de vache, tandis que le wakamé (*Undaria pinnatifida,* algue brune) et la laitue de mer (*Ulva lactuca,* algue verte) en comportent 10 à 20 fois plus. Mais c'est surtout le pouvoir antioxydant des algues qui est intéressant

pour les douleurs articulaires. Les algues contiennent ainsi :
- des caroténoïdes, connus pour leurs propriétés antioxydantes. On trouve en particulier le bêta-carotène, la lutéine, la zéaxanthine et l'astaxanthine dans les algues rouges et vertes et la fucoxanthine dans les algues brunes.
- De la vitamine E, en particulier dans les algues brunes.
- De la vitamine C dans la plupart des algues.
- Des polyphénols spécifiques aux algues.
- De la superoxyde dismutase, une enzyme antioxydante majeure très présente dans les algues rouges.

Les algues sont très faciles à intégrer dans la cuisine de tous les jours si tant est que l'on en apprécie la saveur fortement iodée. En paillettes, elles s'utilisent comme des épices. Elles relèvent ainsi merveilleusement les vinaigrettes et les sauces. Les algues entières, elles, se glissent facilement dans les omelettes, remplacent la salade verte, peuvent enrouler un filet de poisson en papillote, s'ajoutent aux soupes de légumes, accompagnent les plats de pâtes, etc.

Les antioxydants des algues sont d'autant mieux assimilés par l'organisme qu'ils sont accompagnés de graisses insaturées (huile d'olive ou de colza par exemple).

UNE ALGUE CONTRE L'ARTHROSE ?

En 2006, des chercheurs coréens ont testé sur des cellules de cartilage arthrosique un extrait d'*Ecklonia cava,* une algue brune riche en phlorotannins (des polyphénols trouvés uniquement dans ce type d'algue). Résultat : cet extrait possède des effets anti-inflammatoires et antioxydants si intéressants que les scientifiques souhaitent continuer à l'étudier plus avant et encouragent leurs confrères à faire de même. Affaire à suivre donc...

Règle n°6 : Consommer juste assez de calories pour garder son poids de forme

En cas de surpoids, le cartilage de nombreuses articulations subit un excès de pression qui favorise l'apparition de l'arthrose puis sa progression une fois déclarée. Parce qu'elles portent le poids du corps, les articulations les plus sensibles sont la colonne vertébrale, la hanche, le genou (l'arthrose du genou et de la hanche sont les plus invalidantes). On sait ainsi que chaque kilo en trop augmente d'un facteur 5 les pressions subies par la hanche, ce qui accélère la destruction du cartilage et occa-

DÉTERMINEZ VOTRE POIDS DE FORME

Le poids de forme de chacun est un paramètre très personnel puisqu'il dépend de la morphologie et qu'il se « ressent » plus qu'il ne s'évalue. Cependant, un calcul simple vous permet de préciser si votre poids se trouve dans les standards habituels. En déterminant votre indice de masse corporelle, vous saurez si votre poids peut être considéré comme normal ou si au contraire vous allez devoir affiner votre silhouette pour le plus grand bien de vos articulations.

IMC= poids en kg/ taille en mètre au carré

Ex : une femme de 65 kg pour 1,62 m aura un IMC= 24,76.

Un IMC compris entre 19 et 25 signe un poids normal. S'il est supérieur à 25, la personne est en surpoids et supérieur à 30, il indique une obésité.

sionne des douleurs pendant la marche. Si vous êtes en surpoids, on ne saurait donc que trop vous conseiller de retrouver votre poids de forme (lire encadré), d'autant que perdre quelques kilos ne fait pas que soulager vos articulations de contraintes trop fortes, elle permet aussi de réduire l'inflammation. C'est ce qu'ont trouvé des chercheurs hollandais en 2004 en observant les effets d'une perte de poids sur plusieurs marqueurs inflammatoires chez une douzaine de volontaires obèses.

COMMENT AFFINER SA SILHOUETTE ET DONC ALLÉGER LA PRESSION SUR SES ARTICULATIONS ?

La réponse mériterait un livre entier, ceci dit la recette est immuable et peut très schématiquement se résumer ainsi : 1/ changer ses mauvaises habitudes alimentaires, 2/ manger moins (en calories pas forcément en quantité !) et 3/ se dépenser plus physiquement. Pour y parvenir, rappel des grands principes.

• D'abord se fixer des objectifs raisonnables en diminuant modérément ses apports caloriques c'est-à-dire en réduisant sa consommation de nourriture de 10 à 15 % (la première méthode étant de réduire d'autant les rations de chaque plat)

• Condition *sine qua non* à toute perte de poids : avoir des apports en légumes variés et abondants. Les légumes doivent constituer la base de l'alimentation en étant présents à chaque repas.

• Bannir les régimes alimentaires stricts qui ne comportent qu'un nombre limité d'aliments autorisés. Ils sont voués à l'échec car ils font tombés leurs adeptes dans le cercle infernal de l'effet « yo-yo ».

• Ne manger que lorsque l'on a faim. Encore faut-il ne pas avoir faim tout le temps. On peut faire 3 à 5 repas par jour, selon l'âge. Pas plus. Pour éviter de grignoter entre les repas, il faut mettre au repos les sensations de faim. Celles-ci dépendent en grande partie... de ce que vous mangez.

Pour réguler son appétit et éviter les fringales, mieux vaut privilégier les aliments qui n'augmentent pas trop le taux de sucre sanguin (glycémie). On parle d'aliments à index glycémique (IG) bas. Parmi eux, on retrouve la très grande majorité des légumes et des fruits, les légumineuses (lentilles, pois chiches, pois cassés, flageolets, etc.) et les céréales complètes.

A l'inverse, les aliments à IG élevé favorisent les fringales et la prise de poids. Parmi eux, on distingue : les aliments à base de farine blanche (pâtes, pain blanc, pâtisseries, biscuits, gaufres), les frites, les chips, la purée de pomme instantanée, les pommes de terre, les céréales du petit déjeuner (corn flakes, riz soufflé et compagnie, y compris les Spécial K), le riz blanc et ses dérivés, les sucreries en tout genre... En fait tous les aliments raffinés en général et hautement transformés par l'industrie agroalimentaire.

• Enfin, en dehors des périodes très douloureuses, le maintien d'une activité physique régulière est souhaitable pour la ligne, la santé en général et celle des articulations en particulier. En effet, si le sport (à haute dose) peut contribuer à la survenue de l'arthrose en sollicitant trop certaines articulations, à dose faible ou modérée (ce qui est le cas de la très grande majorité d'entre nous), il a des effets positifs sur le cartilage. Il stimule notamment son renouvellement. Donc il faut bouger ! Marche sur terrain plat avec de bonnes chaussures, natation, vélo... choisissez avec votre médecin l'activité physique la plus adaptée à votre situation.

LE PLUS DE L'ALIMENTATION À IG BAS

Adopter une alimentation à index glycémique bas a un double effet positif sur l'arthrose : moins de contraintes sur les articulations grâce à la perte de poids et aussi, c'est ce qui ressort d'une étude américaine de 2005, moins de douleurs car moins d'inflammation.

EN RÉSUMÉ POUR PERDRE DU POIDS

• réduire très progressivement les quantités dans l'assiette
• des légumes à chaque repas de préférence cuits à l'étouffée assaisonnés d'un peu d'huile d'olive ou de colza (ail, oignon, épices etc. à volonté)
• des fruits au dessert ou en collation plutôt que des biscuits ou viennoiseries,
• plus de protéines de bonne qualité (poissons gras, coquillages, crustacés, œufs riches en oméga-3, lentilles, soja etc.),
• boire 1,5 l d'eau par jour minimum, de préférence entre les repas (un peu de café, du thé vert, des tisanes)
• Ensuite, remplacer systématiquement les aliments à IG élevé (pain blanc, viennoiseries, chips, frites, purée de pommes de terre, riz blanc, crackers, barres chocolatées, corn flakes, sodas, confiseries) par leurs homologues à IG bas (flocons d'avoine, pain multicéréales au levain, pâtes al dente, riz complet, amandes, noix, noisettes, etc.), en prêtant attention aux portions qui doivent rester normales.
• Pas plus d'un à deux laitages par jour

Pour en savoir plus : lire *Le régime IG minceur* du collectif LaNutrition.fr à ces mêmes éditions.

Faites vos courses : A vos paniers !

Savoir ce qu'il faut manger c'est bien, mais savoir choisir ses produits, les conserver de manière optimale et les cuire sans dégrader leurs qualités nutritionnelles, c'est encore mieux ! Voici donc un guide d'achat des aliments-clés de la diététique anti-arthrose.

CHOISIR SON HUILE D'OLIVE

Des huiles d'olive, il y en a de toutes les couleurs et de toutes les saveurs en fonction du terroir et de la variété de l'olive. Il existe pour l'huile d'olive la même diversité que pour les vins. Quelle que soit votre préférence, le tout est d'acheter une huile d'olive vierge extra première pression à froid.

CHOISIR SON HUILE DE COLZA

L'huile de colza raffinée se trouve aisément dans les grandes surfaces, mais comme elle a été chauffée industriellement elle est susceptible de contenir des acides gras *trans*.

On préférera acheter dans les magasins biologiques (et certaines grandes surfaces) de l'huile de colza issue de l'agriculture biologique, pressée à froid, qui possède un bon goût de noisette et une belle couleur jaune d'or.

Du fait de son contenu en oméga-3, elle est relativement fragile. Il est préférable, une fois la bouteille ouverte, de la consommer assez rapidement et de la conserver au réfrigérateur à l'abri de la lumière. Cette règle est valable pour toutes vos huiles.

OÙ ACHETER DES GRAINES DE LIN ?

On trouve des graines de lin au rayon diététique des grandes surfaces et dans les magasins biologiques. Conservez vos graines de lin entières ou prébroyées dans le réfrigérateur et consommez-les dans les 2 à 3 mois.

CHOISIR SON POISSON

Consulter la table page 87 pour connaître les teneurs en oméga-3 du poisson.

Mieux vaut opter pour des espèces qui ne sont pas menacées par la pêche industrielle comme la sardine, le saumon, le hareng, le maquereau, en évitant l'anchois. Un poisson s'achète le plus frais possible. Sa fraîcheur est attestée par la couleur rouge carmin de ses branchies, la fermeté de sa chair (un poisson qui ne reste pas quasiment à plat dans la main est moins frais) et la brillance de ses yeux.

Les poissons à croissance lente, comme le flétan, renferment des oméga-3, mais aussi pas mal de composés toxiques comme le méthylmercure. C'est aussi le cas des poissons prédateurs comme le brochet, le thon, l'espadon, le requin, qu'il vaut mieux manger avec parcimonie.

Pour les conserves de poisson, choisir de préférence des conserves avec de l'huile d'olive ou de colza comme huile de recouvrement. Concernant le thon en conserve, préférer le thon blanc germon plutôt qu'albacore car il est beaucoup plus riche en oméga-3 (et malheureusement aussi plus cher).

CUISINER SON POISSON

Les acides gras sont fragiles. Pour les préserver, il faut éviter les hautes températures (four, grillades). On peut préparer des recettes savoureuses de poisson en marinades, poché ou à la vapeur.

CHOISIR SES ŒUFS

En France, on trouve des oeufs riches en oméga-3 en grande surface et dans les commerces de proximité. Il existe plusieurs labels comme celui de l'association de producteurs Bleu-Blanc-Cœur qui garantit l'alimentation équilibrée en oméga-3 des animaux d'élevage, ou celui des œufs Columbus ou des produits Belovo.

CHOISIR SES ÉPICES

Les épices peuvent s'acheter en poudre, mais pour plus de puissance aromatique, il vaut mieux les acheter entières et les écraser soi-même. Pour le gingembre, veillez à choisir les racines les plus fermes (le gingembre flétrit avec le temps). Les épices se conservent dans un endroit sombre, sec et frais, pour éviter qu'elles ne s'oxydent et ne perdent leur goût et leurs couleurs. Dans la préparation des plats, il est important de les faire griller à sec afin de faire dégager tous leurs arômes.

CHOISIR SES FRUITS ET LÉGUMES

• Frais, surgelés ou en conserve ? Les autorités de santé ne font pas de différences. L'important étant d'en manger. Pour la teneur en vitamines et antioxydants, sachez toutefois que le hit-parade est le suivant: d'abord les frais, puis les surgelés et enfin les conserves. Cependant, toutes les étapes « du champ à l'assiette » sont susceptibles de diminuer la teneur en micronutriments des légumes et des fruits. C'est pourquoi entre un produit surgelé et un produit frais, il y a parfois peu de différences. La conserve, elle, reste toujours derrière.
• Pour les fruits et légumes frais, première règle, acheter des produits de saison. Cela semble une évidence mais il faut reconnaître qu'aujourd'hui le consommateur a de quoi perdre ses repères quand il fait son marché. Prenons l'exemple de la tomate. On trouve désormais ce légume-fruit

toute l'année alors qu'il pousse normalement de mai à septembre. Acheter des tomates en plein hiver est un non sens, d'abord parce qu'elles sont chères, ensuite parce qu'elles sont de saveur médiocre et moins riches en vitamines. Les teneurs maximales en vitamines se rencontrent dans les tomates de plein champ, en pleine saison. Hors saison, les tomates sont cultivées de façon artificielle en serres. Elles réclament aussi beaucoup de traitements. Et ce qui est vrai pour la tomate se vérifie pour l'ensemble des fruits et légumes.

• Acheter directement chez les producteurs locaux ou sur les marchés locaux. Les grandes surfaces ne sont pas le meilleur point de vente. Les fruits et légumes ont généralement subi de nombreux traitements aux pesticides. Il s'agit le plus souvent d'espèces végétales créées pour pouvoir être conservées le plus longtemps possible au détriment du goût. De plus, la grande distribution pratique des marges exorbitantes sur les fruits et légumes sans pour autant rémunérer les producteurs au juste prix.

• Pour éviter les pertes de vitamines, conserver les fruits et légumes au frais et à l'abri de la lumière. Les laver rapidement (sans les faire tremper) et les éplucher uniquement au moment de les préparer ou de les consommer.

• Privilégier les modes de cuisson doux comme la vapeur et l'étouffée.

CHOISIR SES MOULES ET SES HUÎTRES

• Moule de bouchot ou moule de Méditerranée... mangez des moules !
On peut manger des moules toute l'année. Auparavant, éliminer les moules entrouvertes et retirer les filaments accrochées à la coquille, en les brossant et en les grattant sous un filet d'eau.

• Acheter toujours des huîtres fermées. Pendant longtemps, la saison des huîtres se déroulait de septembre à avril (les mois contenant un « r ») parce que celles récoltées à la fin du printemps et à l'été étaient plus grasses et moins savoureuses. Aujourd'hui, les méthodes actuelles de culture et de conservation permettent de trouver des huîtres toute l'année. Marennes-Oléron, fine de claire spéciale de Claire ...

45 RECETTES ANTI-ARTHROSE

CARPACCIO DE FENOUIL
POUR 4 PERSONNES

Ratio oméga-6 / oméga-3

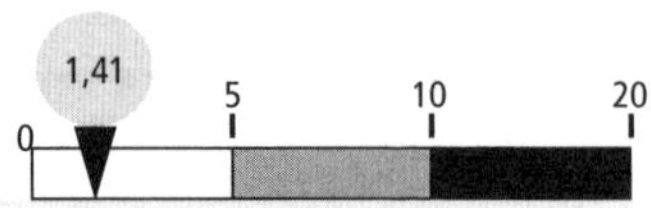

Préparation :
10 min

Cuisson :
0 min

Ingrédients :
- 1 bulbe de fenouil
- 100 g d'anchois
- 2 citrons
- 1 c. à s. d'huile d'olive
- 2 c. à s. d'huile de colza
- Poivre, cumin
- Olives noires

Couper le bulbe de fenouil, ôter le trognon. Réserver les feuilles du fenouil. Emincer le bulbe en fines tranches.
Etaler une couche de fenouil émincé sur chaque assiette et disposer les anchois coupés en 2. Arroser de citron. Dans un bol, verser le jus d'un citron, l'huile d'olive et de colza, le poivre, le cumin et les feuilles de fenouil ciselées.
Arroser chaque assiette de marinade. Réserver au frais pendant 20 min. Présenter avec des olives noires.

Valeur nutritionnelle d'une portion :

Calories	Protéines	Glucides	Lipides	Pouvoir antioxydant ★★☆☆
131 kcal	6 g	2 g	11 g	4 191 µmol

SALADE FOLLE DE PAMPLEMOUSSE

POUR 6 PERSONNES

Préparation : 20 minutes

Cuisson : 0 minutes

Ingrédients :

- 3 pamplemousses roses
- 10 tomates-cerises
- 1 sachet de mâche
- 1 avocat
- 12 gambas
- ½ poivron vert
- quelques olives noires
- quelques brins de persil
- 1 petite boîte de pousses de soja
- 1 boîte de crabe
- 3 c. à s. d'huile de colza
- 1 c. à c. de graines de lin préalablement broyées
- 1 citron
- sel, poivre
- ½ c. à c. de piment

Ratio oméga-6 / oméga-3

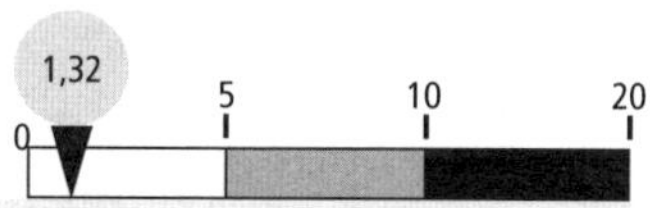

Préparer la sauce avec l'huile, le citron, le sel, le poivre, le piment, le persil ciselé. Réserver.
Eplucher les gambas et conserver leur tête.
Creuser les pamplemousses, retirer la chair et la couper en morceaux.
Eplucher et couper l'avocat en morceaux.
Dans un saladier, mélanger les pamplemousses coupés, le soja rincé, le crabe, l'avocat coupé en dés, les tomates cerises, le poivron ciselé, la mâche et les olives. Saupoudrer de graines de lin broyées. Mélanger délicatement le tout sans écraser les morceaux de pamplemousse, rajouter la sauce.
Remplir immédiatement les pamplemousses évidés avec la préparation. Dresser dans des assiettes et disposer les gambas sur les pamplemousses.
Décorer de quelques feuilles de persil.

Valeur nutritionnelle d'une portion :

Calories	Protéines	Glucides	Lipides	Pouvoir antioxydant ★★★☆
245 kcal	13 g	17 g	26 g	5 798 µmol

SALADE DE HARICOTS VERTS AUX FILETS D'ANCHOIS

POUR 4 PERSONNES

Ratio oméga-6 / oméga-3

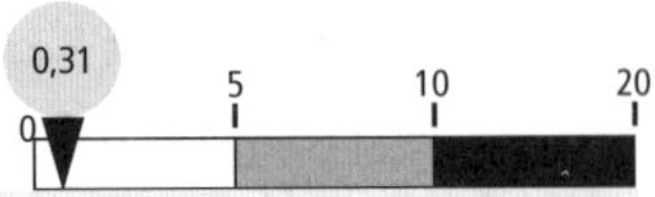

Préparation :
15 min

Cuisson :
8 min

Ingrédients :

- 100 g de mesclun
- 2 tomates
- ½ concombre
- 1 boîte de filets d'anchois roulés
- 1 boîte de thon au naturel
- 300 g d'haricots verts (frais ou surgelés)
- 50 g d'olives noires
- 1 c. à s. de graines de lin préalablement broyées
- 2 c. à s. de vinaigre de cidre
- 3 c. à s. d'huile de colza
- 1 c. à c. de moutarde
- Sel, poivre
- Quelques brins de marjolaine

Equeuter les haricots verts et les faire cuire 8 min dans l'eau bouillante salée. Les plonger dans de l'eau glacée et les égoutter.
Rincer les tomates et le concombre et les émincer.
Laver et essorer le mesclun.
Mélanger dans un saladier : l'huile, le vinaigre, la moutarde, le sel et le poivre. Ajouter les légumes et le thon grossièrement émietté et les olives. Mélanger délicatement.
Répartir dans des assiettes et décorer de filets d'anchois, saupoudrer de poudre de graines de lin et déposer un brin de marjolaine.

Valeur nutritionnelle d'une portion :

Calories	Protéines	Glucides	Lipides	Pouvoir antioxydant ★☆☆☆
251 kcal	18 g	4 g	18 g	1 894 µmol

ENTRÉE ÉQUILIBRÉE

Une recette facile à préparer pour un apport en oméga-3 élevé et un ratio oméga-6/oméga-3 favorable à la santé cardiovasculaire et aux articulations. Cette entrée respecte l'équilibre entre crudités et légumes cuits pour un mélange de fibres optimal.

POIS CHICHES AUX SAVEURS ORIENTALES

POUR 4 PERSONNES

Ratio oméga-6 / oméga-3

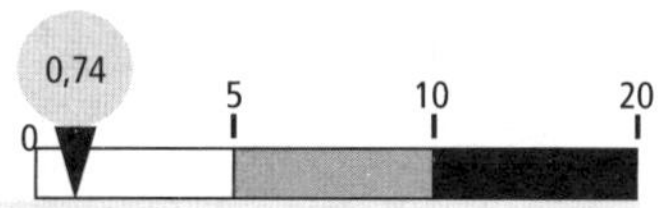

Préparation : 20 min

Cuisson : 5 min

Ingrédients :

- 250 g de pois chiches cuits
- 100 g de feta
- 4 filets de hareng
- 200 g de cresson
- ½ oignon rouge
- ½ betterave rouge
- ½ poivron rouge
- 2 c. à s. de graines de lin broyées
- 3 c. à s. d'huile de colza
- 2 c. à s. de jus de citron
- 2 pincées de cumin moulu
- 4 tiges de menthe, sel, poivre

Préchauffer le four à 210 °C (th. 7). Dans un saladier, mélanger le citron, l'huile, le sel, le poivre et le cumin moulu.
Ajouter les pois chiches préalablement rincés et égouttés. Ajouter la feta et la betterave coupées en petits cubes ainsi que l'oignon pelé et coupé en fines rondelles.
Rincer le poivron, le couper en 2, l'épépiner. Sur la plaque du four, étaler le poivron (peau côté grill) et laisser dorer.
Retirer le poivron, enlever la peau et le couper en fines lamelles. Ajouter le poivron, les graines de lin au mélange. Au moment de servir, équeuter, laver et essorer les feuilles de cresson.
Mélanger délicatement au reste de la préparation. Garnir chaque assiette d'un filet de hareng et de salade en rajoutant quelques feuilles de menthe.

Valeur nutritionnelle d'une portion :

Calories	Protéines	Glucides	Lipides	Pouvoir antioxydant ★★☆☆
377 kcal	24 g	12 g	26 g	4 268 µmol

DÉCOUVREZ LES VERTUS DU POIS CHICHE

Les pois chiches appartiennent à la famille des légumineuses. Ils contiennent des fibres bénéfiques pour la santé intestinale. C'est un aliment riche en protéines végétales, en vitamines et en minéraux.

SALADE DE CHOU BLANC AUX FOIE D'AGNEAU

POUR 4 PERSONNES

Ratio oméga-6 / oméga-3

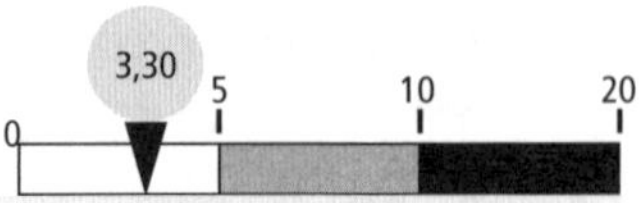

Préparation : 20 min

Cuisson : 30 min

Ingrédients :

- 300 g de foie d'agneau
- 1 aubergine
- 2 carottes
- 1 cœur de feuilles de chou blanc
- une échalote
- 4 brins de coriandre fraîche
- 2 c. à s. d'huile d'olive
- 2 c. à s. d'huile de colza
- 1 c. à s. de vinaigre de cidre
- 3 pincées de cumin moulu
- Sel, poivre.

Préchauffer le four à 210 °C (th. 7). Assaisonner le foie d'agneau avec le cumin, le sel et le poivre. Réserver.
Rincer l'aubergine et la couper en rondelles épaisses. Assaisonner d'huile d'olive. Saler, poivrer et mettre au four 25 min. Laisser refroidir 20 min.
Mélanger dans un bol, le vinaigre, le sel, le poivre, l'huile de colza et l'échalote pelée et hachée.
Peler et émincer les carottes et les feuilles de chou blanc. Dans une casserole d'eau bouillante salée, blanchir les feuilles de chou et les carottes 5 min.
Essorer et laisser refroidir. Dans une poêle anti-adhésive, faire cuire à feu vif dans 1 c. à s. d'huile d'olive, la tranche de foie. Eteindre le feu puis couvrir et laisser reposer 5 min. Couper ensuite le foie en lanière.
Dans chaque assiette, présenter les feuilles de chou, les carottes, la coriandre. Arroser de vinaigrette. Répartir ensuite les aubergines et le foie d'agneau.

Valeur nutritionnelle d'une portion :

Calories	Protéines	Glucides	Lipides	Pouvoir antioxydant ★★☆☆
258 kcal	15 g	6 g	19 g	4 577 µmol

COUPELLES DE CHOU-FLEUR ET CREVETTES

POUR 4 PERSONNES

Ratio oméga-6 / oméga-3

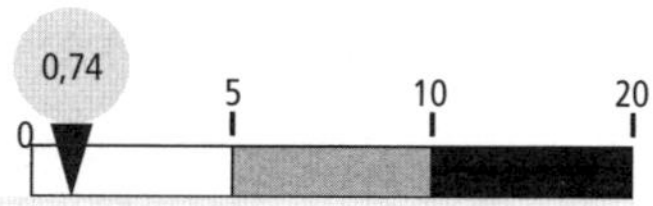

Préparation : 20 min

Cuisson : 5 min

Ingrédients :

- 1 petit chou-fleur
- 300 g de crevettes roses cuites
- 150 g de tomates confites
- 1 échalote
- 1 oignon nouveau (avec sa tige verte)
- 3 brins de persil
- 2 c. à s. d'huile de colza
- 1 c. à s. de vinaigre de vin blanc
- 1 c. à s. de graines de lin préalablement broyées
- 1 c. à c. de moutarde
- Sel, poivre, paprika

Rincer le chou-fleur et détacher les bouquets. Blanchir 5 min dans de l'eau bouillante salée. Egoutter et rafraîchir à l'eau froide.

Décortiquer les crevettes. Conserver 4 grosses crevettes avec leur tête seulement.

Couper les tomates confites en fines lamelles. Eplucher l'oignon nouveau et émincer finement son bulbe et sa tige verte. Peler et hacher l'échalote.

Dans le saladier, préparer la sauce avec la moutarde, le vinaigre, le sel, le poivre et ajouter l'huile de colza.

Ajouter les bouquets de chou-fleur, les crevettes, les tomates confites, l'oignon et mélanger. Garnir des coupelles de ce mélange et rajouter le persil. Saupoudrer de paprika et de graines de lin broyées.

Poser la crevette avec sa tête sur le rebord de la coupelle.

Valeur nutritionnelle d'une portion :

Calories	Protéines	Glucides	Lipides	Pouvoir antioxydant ★★☆☆
172 kcal	18 g	3 g	10 g	4 481 µmol

UNE VARIANTE RICHE EN GOÛT

Pour améliorer encore le score antioxydant, on peut remplacer les tomates confites par des tomates cerises et pour renforcer le goût, rajouter du piment frais.

SALADE ROUGE AU GINGEMBRE

POUR 4 PERSONNES

Préparation : 20 min

Cuisson : 0 min

Ingrédients :

- 350 g de betteraves
- 1 oignon rouge
- 1 tête d'échalote
- 2 cm de gingembre
- 1 c. à s. de graines de lin
- 2 c. à s. d'huile de colza
- 2 c. à s. de vinaigre de cidre
- 1 c. à c. de sauce soja
- 100 g de mesclun (trévise incluse)
- Sel, poivre

Ratio oméga-6 / oméga-3

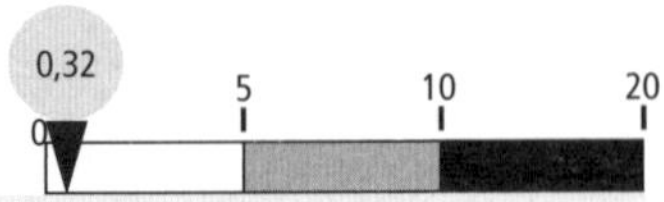

Eplucher les betteraves et les couper en dés. Eplucher et émincer l'oignon.
Réunir dans un saladier avec le gingembre pelé et râpé, l'huile, le vinaigre, la sauce soja, le sel et le poivre.
Faire mariner 1 h.
Déposer dans les assiettes le mélange de betteraves sur un lit de mesclun.
Arroser de la sauce de marinade et de graines de lin. Servir frais.

Valeur nutritionnelle d'une portion :

Calories	Protéines	Glucides	Lipides	Pouvoir antioxydant ★★☆☆
134 kcal	3 g	10 g	9 g	3 911 µmol

ZOOM SUR LE VINAIGRE

Le vinaigre de cidre a longtemps été utilisé pour favoriser l'amincissement… même si aucune étude et aucun médecin n'a jamais pu expliquer pourquoi et surtout comment il agissait. Ce que l'on sait en revanche depuis peu, c'est que le vinaigre, ou plutôt l'acide acétique qu'il contient, permet d'abaisser l'index glycémique (mesure de l'impact des aliments sur le taux de sucre sanguin) d'un repas. Une propriété qui permettrait, entre autres, d'augmenter la satiété et d'éviter les fringales.

POELEE DE POIVRONS AUX ANCHOIS

POUR 4 PERSONNES

Préparation : 10 min

Cuisson : 20 min

Ingrédients :

- 6 poivrons rouges
- 2 tomates
- 2 gousses d'ail
- 100 g d'olives
- 150 g d'anchois
- 50 g de parmesan
- 2 c. à s. de vin blanc sec
- 2 c. à s. d'huile d'olive
- 2 c. à c. d'origan
- 1 c. à c. de curcuma
- 1 petit piment frais
- 2 à 3 brins de persil plat
- Sel, poivre

Ratio oméga-6 / oméga-3

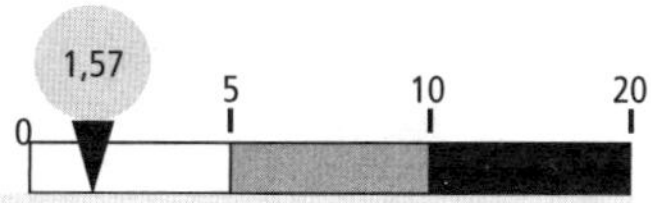

Faire tremper les anchois dans de l'eau pour les dessaler. Rincer les poivrons et les sécher. Retirer les pédoncules et les graines et les couper en morceaux. Faire revenir 12 min dans l'huile chaude.

Plonger les tomates 10 secondes dans l'eau bouillante et les retirer. Les peler.

Retirer les graines et découper la chair en gros dés. Nettoyer et couper le piment en petits morceaux.

Rajouter au mélange de poivron : les tomates, l'origan, le curcuma, le piment, l'ail haché, le vin blanc, les olives et les anchois. Goûter et saler si besoin (attention les anchois et les olives peuvent saler votre préparation), poivrer, poursuivre la cuisson pendant 8 min. Râper le parmesan en fines lamelles. Verser les poivrons dans un plat et parsemer de parmesan.

Décorer de feuilles de persil.

Valeur nutritionnelle d'une portion :

Calories	Protéines	Glucides	Lipides	Pouvoir antioxydant ★★★☆
321 kcal	16 g	16 g	21 g	6 009 µmol

VARIANTE LÉGÈRE

On peut diminuer la valeur énergétique de cette entrée en remplaçant le parmesan par des morceaux de mozzarella allégée.

MILLE-FEUILLE DE THON FRAIS AUX AGRUMES

POUR 4 PERSONNES

Ratio oméga-6 / oméga-3

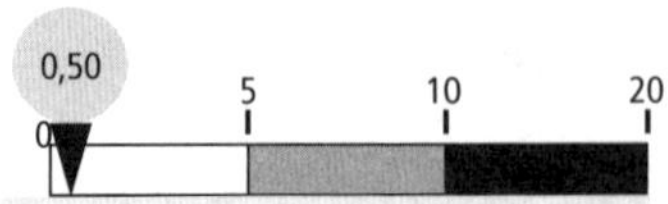

Préparation :
25 min

Cuisson :
0 min

Ingrédients :

- 300 g de thon rouge
- 1 pamplemousse jaune
- 1 citron jaune
- 3 c. à s. de ciboulette ciselée
- 4 brins de coriandre fraiche
- Persil
- 1 oignon blanc
- 1 c. à s. de moutarde en grains
- 1 c. à s. d'huile d'olive

Peler le pamplemousse à vif et le couper en tranches d'un centimètre d'épaisseur.
Récupérer le jus.
Couper le thon en tranches. Etaler sur une plaque.
Arroser les tranches de thon d'une partie du jus de pamplemousse. Réserver au frais.
Dans un bol, ciseler l'oignon, la ciboulette, le persil et la coriandre. Mélanger la moutarde en grain, l'huile d'olive, le jus de citron.
Dans un moule à charlotte, disposer par alternance, les tranches de pamplemousse, les tranches de thon égouttées et la sauce.
Terminer par du pamplemousse. Décorer avec une feuille de coriandre. Servir.

Valeur nutritionnelle d'une portion :

Calories	Protéines	Glucides	Lipides	Pouvoir antioxydant ★★☆☆
282 kcal	19 g	31 g	8 g	2 067 µmol

LE THON : AVEC MODÉRATION

Comme les autres gros poissons vivant longtemps et en profondeur, le thon se retrouve en fin de chaîne alimentaire et concentre donc tous les déchets déversés en mer (mercure, dioxines, pesticides). Dans de nombreux pays, il est même recommandé aux femmes enceintes d'éviter de manger ce type de poisson.

TOMATES FARCIES AUX RILLETTES DE MAQUEREAU

POUR 6 PERSONNES

Ratio oméga-6 / oméga-3

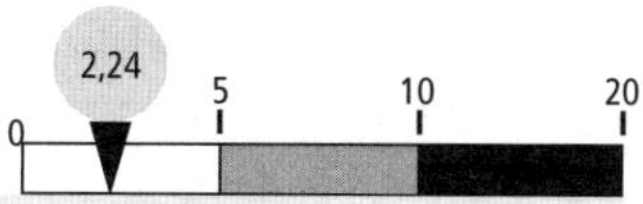

Préparation : 10 min

Cuisson : 10 min

Ingrédients :

- 6 tomates moyennes
- 3 filets de maquereaux fumés
- 1 aubergine moyenne
- 300 g de jeunes pousses d'épinards
- 2 échalotes
- 1 c. à c. de cumin
- 1 citron
- 1 c. à s. d'huile de colza
- 2 c. à s. de noix
- 2 brins de persil
- 1 gousse d'ail
- 3 brins de coriandre
- Graines de lin broyées
- Vinaigre
- Sel, poivre

Couper l'aubergine en quatre dans la longueur, et faire cuire les morceaux 10 min à l'eau bouillante salée. Egoutter et presser les morceaux dans un torchon.

Faire une incision autour du pédoncule des tomates, les plonger brièvement dans de l'eau bouillante. Les égoutter et les peler. Découper un chapeau puis les vider sans percer la chair. Peler et ciseler les échalotes. Peler un citron à vif et le couper en cubes.

Hacher grossièrement les filets de maquereaux avec l'aubergine, les échalotes, le citron. Saler et poivrer. Ajouter la coriandre hachée et mélanger pour une farce homogène.

Remplir les tomates avec la préparation, poser une feuille de coriandre dessus et remettre les chapeaux. Réserver au frais. Faire la sauce avec l'ail haché, le persil, le vinaigre, l'huile.

Juste avant de servir, dans un saladier, assaisonner la salade d'épinards et la mélanger aux noix, et aux graines de lin broyées.

Dresser les assiettes avec un lit de salade de pousses d'épinards et la tomate farcie au centre de l'assiette.

Valeur nutritionnelle d'une portion :

Calories	Protéines	Glucides	Lipides	Pouvoir antioxydant ★★★☆
80 kcal	4 g	7 g	4 g	9 768 µmol

ROULEAUX DE PRINTEMPS
POUR 6 PERSONNES

Ratio oméga-6 / oméga-3

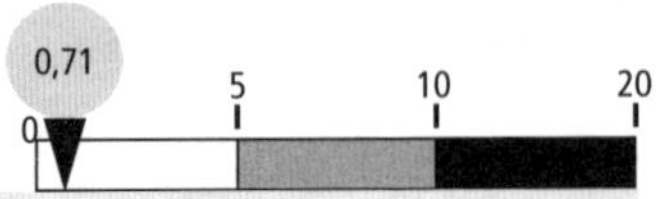

Préparation :
40 min

Cuisson :
8 min

Ingrédients :
- 12 feuilles de riz
- 12 grosses crevettes bouquets ou 24 petites
- 3 carottes
- 1 citron vert
- 1 cm de gingembre frais
- Sel, poivre, 1 c. à c. de piment
- 1 boîte de pousses de soja
- 4 brins de feuilles de menthe
- Une vingtaine de feuilles de salade (laitue)
- Champignons noirs
- 1 ciboule ou oignon nouveau

Pour la sauce
- 4 c. à s. de sauce soja
- 2 c. à s. de jus de citron
- 1 gousse d'ail
- 1 carotte coupée en très petites lanières
- Sel, poivre

Décortiquer les crevettes. Laver et éplucher les carottes, les découper en très fines lanières. Emincer la ciboule et la menthe. Eplucher le gingembre.
Presser le citron. Prélever 1/10 du mélange de légumes pour le faire macérer dans le jus de citron avec du poivre et du piment.
Réhydrater les champignons noirs dans un bol d'eau froide. Les couper en fines lanières.
Faire chauffer de l'eau et réhydrater une feuille de riz. La déposer sur un torchon humide. Placer une feuille de laitue, puis garnir d'une crevette, de carotte, soja, champignons noirs, ciboule et menthe.
Rouler la feuille de riz en prenant soin de rabattre les côtés pour enfermer la garniture. Entreposer au frais le temps de faire les autres rouleaux en prenant soin de ne pas coller les rouleaux entre eux.
Préparer la sauce : mélanger la sauce soja, le jus de citron, la carotte coupée en fines lanières, l'ail haché, le sel et le poivre.
Accompagner les rouleaux de sauce et de feuilles de laitue et de menthe.

Valeur nutritionnelle d'une portion :

Calories	Protéines	Glucides	Lipides	Pouvoir antioxydant ★★★★
142 kcal	9 g	16 g	5 g	1 456 µmol

OMELETTE AU CHEVRE ET AUX HERBES FRAICHES

POUR 4 PERSONNES

Ratio oméga-6 / oméga-3

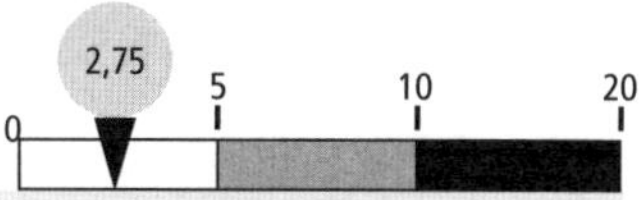

Préparation : 15 min

Cuisson : 10 min

Ingrédients :

- 8 œufs
- 120 g de fromage de chèvre
- 2 c. à s. d'huile d'olive
- 1 c. à c. de graines de lin moulues
- 1 gros bouquet d'herbes aromatiques (aneth, basilic, persil, ciboulette)
- 2 oignons cébettes
- Sel, poivre, noix muscade

Nettoyer les oignons, les couper en petits morceaux. Réserver les tiges.
Faire revenir les oignons dans la poêle avec l'huile chaude. Les faire dorer à feu doux.
Battre les œufs en omelette et rajouter sel, poivre, noix muscade, graines de lin moulues et le mélange d'herbes ciselées.
Rectifier l'assaisonnement si besoin.
Verser le mélange d'œuf aux oignons.
Couper le chèvre en fines tranches. Dès que les œufs commencent à prendre, garnir de fromage de chèvre et poursuivre la cuisson 2 min. Plier l'omelette en deux et servir immédiatement.

Valeur nutritionnelle d'une portion :

Calories	Protéines	Glucides	Lipides	Pouvoir antioxydant ★☆☆☆
250 kcal	14 g	2 g	20 g	782 µmol

DE L'ART D'ACCOMMODER LES RESTES

Cette recette est facile à réaliser en fonction des « restes de son réfrigérateur ». Elle peut être accommodée d'épinards, de blettes, de poireaux et de mozzarella en remplacement des herbes fraîches et du fromage de chèvre afin de diminuer la valeur énergétique.

CUILLERES DE SAINT-JACQUES AU CURRY

POUR 6 PERSONNES

Ratio oméga-6 / oméga-3

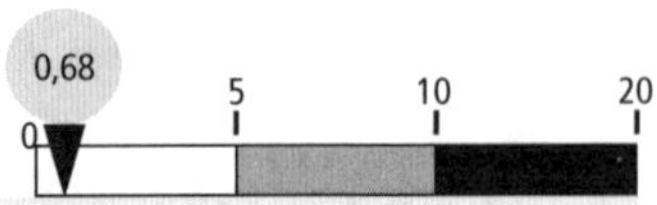

Préparation : 15 min

Cuisson : 25 min

Ingrédients :

- 500 g de noix de Saint-Jacques
- 1 gros poireau
- 2 échalotes
- 1 c. à s. de curry
- 20 cl de crème fraîche allégée
- 4 brins de persil haché
- 1 c. à s. d'huile d'olive
- 4 brins de coriandre fraîche
- Fleur de sel

Laver et couper le poireau en fines lamelles. Le faire revenir dans l'huile chaude, baisser le feu et les faire suer 15 min jusqu'à ce qu'il soit fondu. Rajouter de l'eau au fur et à mesure si besoin.

Peler les échalotes et les hacher finement. Les faire revenir dans la poêle avec les noix. Faire dorer. Saupoudrer de curry et de persil et ajouter la crème fraîche.

Laisser cuire 5 min.

Rajouter les poireaux dans la poêle et mélanger délicatement le tout. Rectifier l'assaisonnement. Servir chaud (avec une ou deux noix dans une cuillère apéritive) et décorer de coriandre.

Valeur nutritionnelle d'une portion :

Calories	Protéines	Glucides	Lipides	Pouvoir antioxydant ★★☆☆
146 kcal	20 g	6 g	4,5 g	3 133 µmol

LES AVANTAGES DES SAINT-JACQUES

Les noix de Saint-Jacques renferment peu de graisses mais elles sont de bonne qualité (oméga-3 en particulier). Elles représentent une très bonne source de sélénium, un antioxydant de premier ordre. Dans cette recette, on peut les remplacer par des moules pour une variante tout aussi intéressante niveau santé.

SOUPE AU PISTOU

POUR 6 PERSONNES

Préparation : 35 min

Cuisson : 50 min

Ingrédients :

- 400 g de haricots blancs frais
- 200 g de haricots rouges
- 250 g de haricots verts
- 250 g de courgettes
- 2 tomates
- 1 carotte
- 1 poireau
- 150 g de pâtes à potage
- 1 tablette de bouillon de légumes
- 1 bouquet de basilic
- 2 gousses d'ail
- 5 cl d'huile de colza, 5 cl d'huile d'olive
- 1 c. à s. de pignons
- 50 g de parmesan
- Sel, poivre

Ratio oméga-6 / oméga-3

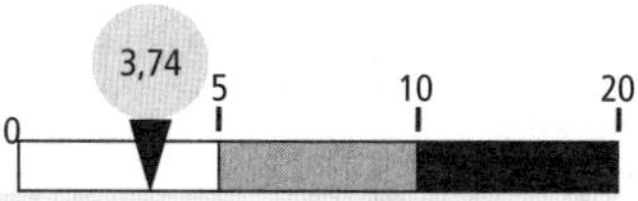

Cuire les haricots dans une marmite avec 3 l d'eau et amener à ébullition. Peler la carotte, nettoyer le poireau, rincer les tomates et les couper. Les ajouter dans la marmite avec la tablette de bouillon et faire cuire 35 min.

Laver les courgettes, équeuter les haricots verts. Les ajouter à la soupe avec les pâtes. Saler, poivrer et poursuivre la cuisson 15 min.

Détacher les feuilles de basilic, les rincer et les sécher. Dans un mortier, les piler avec les pignons et l'ail épluché. Saler, poivrer, verser l'huile en filet et rajouter en dernier la moitié du parmesan.

Transvaser dans un bol à mixer et donner 3 à 4 tours afin d'obtenir un pommade. Le pistou est prêt.

Dans une soupière, mettre 2 c. à s. de cette pommade, puis, diluer un peu de soupe puis la soupe entière. Mélanger bien le tout. Parsemer de parmesan.

Servir très chaud en présentant dans des bols séparés, gruyère et pistou pour que chacun puisse assaisonner sa soupe selon sa convenance.

Valeur nutritionnelle d'une portion :

Calories	Protéines	Glucides	Lipides	Pouvoir antioxydant ★★★
298 kcal	16 g	25 g	15 g	6 582 µmol

COUSCOUS A L'AGNEAU

POUR 8 PERSONNES

Ratio oméga-6 / oméga-3

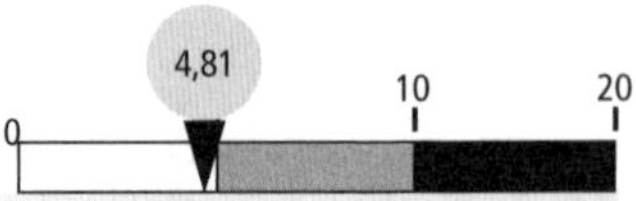

Préparation :
35 min

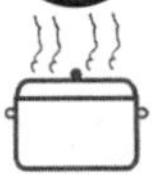

Cuisson :
1h10 min

Ingrédients :

- 600 g de semoule grains moyens
- 1,2 kg d'épaule d'agneau
- 6 carottes, 6 navets, 6 courgettes, 6 branches de céleri
- 200 g de pois chiches en boîte
- 150 g de raisins secs
- 2 oignons
- 2 c. à s. d'huile d'olive
- 1 c. à s. d'huile de colza
- 25 g de beurre
- 1 tablette de bouillon de bœuf
- 1 c. à s. de cumin
- 3 cm de gingembre frais (ou 1 c. à s. en poudre)
- 8 brins de coriandre
- 1 pot de harissa
- Sel, poivre

Faire revenir 5 min l'agneau et les oignons émincés dans une cocotte avec 1 c. à s. d'huile d'olive. Ajouter épices, sel et poivre. Mélanger 5 min. Ajouter 1,6 l d'eau et la tablette de bouillon, laisser mijoter 15 min. Peler les carottes et les navets et les couper en deux, couper en tronçons les branches de céleri.

Mélanger dans la cocotte et faire mijoter 45 min. A mi-cuisson, rajouter la courgette, les pois chiches rincés et la coriandre ciselée. Dans un bol, prélever une louche de bouillon et mouiller les raisins secs.

Placer la semoule dans un saladier et l'arroser avec 30 cl d'eau salée. Rouler la graine entre les mains. Faire cuire 30 min au couscoussier. A mi-cuisson, transférer légumes et viande dans une grande jatte, arroser avec 10 cl d'eau froide salée, 1 c. à s. d'huile de colza et 1 c. à s. d'huile d'olive.

Verser la semoule dans un plat et parsemer de morceaux de beurre, aérer à la fourchette. Réserver 2 grosses louches du bouillon de viande et ajouter la harissa.

Présenter les légumes et la viande dans un plat, la semoule dans un autre. Proposer les bouillons et les raisins secs.

Valeur nutritionnelle d'une portion :

Calories	Protéines	Glucides	Lipides	Pouvoir antioxydant ★★☆☆
814 kcal	40 g	79 g	37 g	3 344 µmol

SARDINES A LA PLANCHA ET SORBET A LA TOMATE

POUR 4 PERSONNES

Ratio oméga-6 / oméga-3

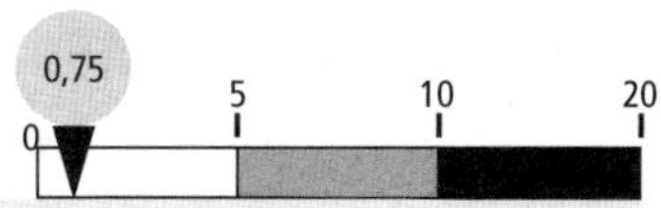

Préparation : 25 min

Cuisson : 15 min

Ingrédients :

- 12 sardines fraîches écaillées et vidées
- 750 g de tomates
- 350 g de vert de blettes
- 50 g de parmesan râpé
- 1 gousse d'ail
- 1 c. à s. de graines de coriandre
- Quelques brins de coriandre fraîche
- 3 c. à s. de sucre
- 1 c. à c. de piment d'Espelette
- 2 c. à s. d'huile de colza
- 2 c. à s. d'huile d'olive
- Sel, poivre

Préchauffer le four à 210 °C (th. 7).
Ebouillanter les tomates pour les peler. Les épépiner, les couper en cube et les mixer avec l'huile de colza, le sucre, le piment, le sel et le poivre. Placer dans une sorbetière 2 h au congélateur ou dans un plat en métal et gratter toutes les demi-heures.
Rincer et sécher les sardines. Faire mariner 1 h avec l'huile d'olive, le jus de citron, le sel, le poivre, l'ail et les graines de coriandre. Sur une plaque antiadhésive, répartir le parmesan râpé en 4 tas.
Aplatir pour créer des disques de 8 cm de diamètre. Enfourner 6 min. Décoller les tuiles de parmesan et les disposer sur le rouleau à pâtisserie pour la prise de forme. Laisser durcir.
Nettoyer les blettes, les faire blanchir 3 min dans une casserole d'eau bouillante.
Essorer, réserver au chaud. Faire chauffer la plancha, essuyer légèrement les sardines et les faire cuire 2 min de chaque côté.
Dans chaque assiette, présenter les sardines sur un lit de blettes, avec une boule de sorbet (décorée de brin de coriandre fraîche) et d'une tuile au parmesan.

Valeur nutritionnelle d'une portion :

Calories	Protéines	Glucides	Lipides	Pouvoir antioxydant ★★★★
375 kcal	18 g	18 g	26 g	11 261 µmol

SPAGHETTIS, PESTO ET MOULES A L'ITALIENNE

POUR 4 PERSONNES

Ratio oméga-6 / oméga-3

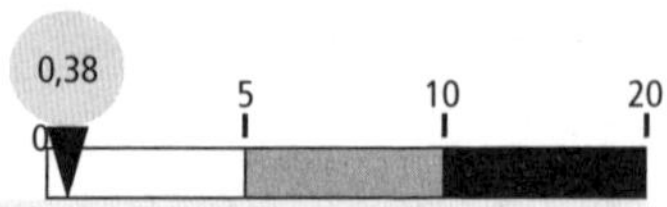

Préparation :
20 min

Cuisson :
20 min

Ingrédients :

- 500 g de spaghettis
- 1 kg de moules de bouchot
- 2 tomates
- 3 gousses d'ail
- 3 c. à s. d'huile d'olive
- 6 brins de basilic
- 4 brins de persil plat
- 50 g de graines de lin
- 60 g de parmesan
- 5 cl de vin
- 1 piment rouge sec
- Sel, poivre

Gratter et nettoyer les moules. Les faire ouvrir en sauteuse 5 min à feu vif et à couvert en remuant régulièrement.

Retirer les moules de leur jus et les enlever de leur coquille. Filtrer le jus de cuisson au chinois.

Rincer les tomates et les couper en dés.

Préparer le pesto : hacher finement les feuilles de basilic, le persil, les gousses d'ail pelées et dégermées ainsi que les graines de lin.

Faire bouillir 5 l d'eau salée, y mettre les pâtes et les faire cuire environ 8 min.

Dans l'huile d'olive faire revenir les dés de tomates et le piment émietté pendant 3 min, puis rajouter le jus des moules, le vin et le mélange pesto.

A ébullition, ajouter les moules, poivrer, arrêter le feu et couvrir.

Egoutter les pâtes *al dente,* mélanger dans la poêle avec les moules. Disposer dans le plat de service et décorer de feuilles de basilic.

Valeur nutritionnelle d'une portion :

Calories	Protéines	Glucides	Lipides	Pouvoir antioxydant ★★☆☆
793 kcal	52 g	98 g	22 g	2 998 µmol

GATEAU DE CAROTTE SAUCE CURRY

POUR 4 PERSONNES

Ratio oméga-6 / oméga-3

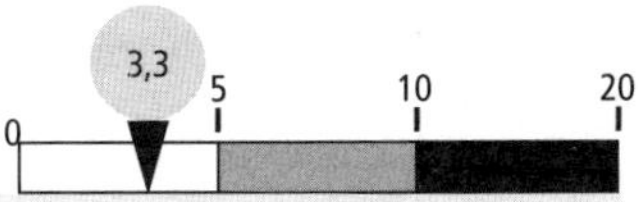

Préparation :
20 min

Cuisson :
30 min

Ingrédients :

- 600 g de carottes
- 2 œufs
- 50 g de fromage râpé
- 4 c. à s. de vin rouge
- 1 échalote
- 1 c. à s. d'huile d'olive
- 50 g de margarine aux oméga-3
- 2 c. à s. de fond de volaille déshydraté
- 1 c. à s. de curry
- 2 c. à c. de marjolaine ou origan
- 2 pincées de muscade
- Sel, poivre

Eplucher les carottes, les couper en rondelles. Mettre dans une casserole et verser assez d'eau pour les recouvrir juste à niveau. Saler, ajouter une noix de margarine et faire frémir environ 15 min jusqu'à ce qu'elles soient bien tendres.
Préchauffer le four th. 7 (210 °C).
Dans un saladier, battre les œufs avec la marjolaine, la muscade et le fromage. Ajouter les légumes, saler, poivrer, mélanger délicatement. Incorporer le mélange dans des ramequins (beurrés à la margarine).
Mettre les ramequins sur la plaque du four et cuire 15 min au bain-marie.
Eplucher l'échalote et la ciseler. Chauffer l'huile et la faire revenir 5 min à feu modéré. Mouiller avec 25 cl d'eau et le vin rouge. Porter à ébullition et rajouter le fond de volaille déshydraté ainsi que le curry. Laisser épaissir.
Sortir les ramequins. Dans l'assiette, verser la sauce au curry et démouler les gâteaux de carotte. Décorer d'une branche de marjolaine.

Valeur nutritionnelle d'une portion :

Calories	Protéines	Glucides	Lipides	Pouvoir antioxydant ★★★
153 kcal	5 g	8 g	10 g	5 387 µmol

SAUMON EN CROUTE DE SEL SUR LIT D'EPINARDS

POUR 4 PERSONNES

Ratio oméga-6 / oméga-3

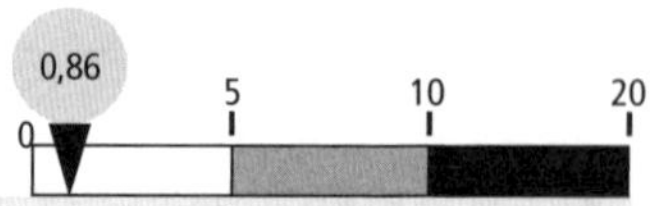

Préparation : 20 min

Cuisson : 50 min

Ingrédients :

- 2 filets de saumon avec peau de 300 g
- 1 bouquet d'aneth haché
- 1 c. à s. de sucre
- 1 piment rouge épépiné, haché
- 1 orange non traitée
- 500 g de sel de cuisine
- 500 g de farine
- 1 brindille de romarin effeuillée, hachée
- 4 dl d'eau
- 1,5 kg d'épinards
- 50 g de margarine
- 50 g de farine
- ½ litre de lait
- 1 c. à s. de graines de lin
- Noix de muscade
- Une gousse d'ail
- Poivre

Laver l'orange, râper le zeste et presser le jus. Mélanger l'aneth avec le jus d'orange, le sucre, le piment et le zeste d'orange, puis en enduire le filet de saumon. Superposer les filets (peau vers l'extérieur) et faire mariner 1 h au frais.

Mélanger le sel, la farine et le romarin. Arroser d'eau froide en continuant à remuer jusqu'à obtenir une pâte souple et homogène. Façonner en boule et laisser reposer à couvert 1 h au réfrigérateur.

Préchauffer le four à 180 °C. Sortir les filets de la marinade et les éponger. Abaisser la pâte de sel à 5 mm d'épaisseur.

Déposer les filets (peau vers l'extérieur) sur la pâte et les envelopper de pâte.

Mettre au four et cuire durant 30 min.

Laver les épinards, couper le bout des tiges. Les plonger dans une casserole d'eau bouillante salée pendant 15 min. Egoutter et hacher les épinards.

Faire une sauce béchamel avec la margarine, la farine et le lait. Y ajouter les épinards, la muscade, les graines de lin, l'ail haché et le poivre. Sortir le poisson du four, retirer la croûte de sel, essuyer le dessus des filets. Disposer dans un plat avec les épinards.

Valeur nutritionnelle d'une portion :

Calories	Protéines	Glucides	Lipides	Pouvoir antioxydant ★★★★
337 kcal	24 g	23 g	17 g	10 266 µmol

ROTI DE PORC A LA SAUGE SUR LIT DE CAROTTES

POUR 6 PERSONNES

Ratio oméga-6 / oméga-3

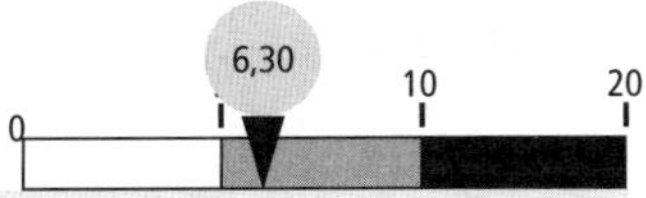

Préparation : 20 min

Cuisson : 50 min

Ingrédients :

- 1 kg de rôti de porc dans l'épaule bardé
- 3 échalotes
- 1 tranche de pain de mie
- 12 gousses d'ail
- 6 feuilles de sauge
- 6 carottes
- 1 brin de romarin
- 3 c. à s. d'huile d'olive
- Sel, poivre

La veille, préparer le rôti. Hacher la sauge et le romarin. Peler et ciseler les échalotes, les faire revenir 5 min dans 1 c. à s. d'huile. Ajouter le pain de mie émietté, les herbes hachées, le sel et le poivre.

Déficeler le rôti, ôter la barde et l'ouvrir dans l'épaisseur. Farcir et refermer puis barder et reficeler. Déposer la viande dans un plat à rôtir, l'arroser d'une c. à s. d'huile. Réserver au frais.

Le jour même, préchauffer le four th. 6-7 (200 °C). Eplucher les carottes et les couper en rondelles. Les blanchir dans de l'eau bouillante pendant 2 à 3 min. Les égoutter. Dans une poêle, les faire revenir dans 1 c. à s. d'huile d'olive pendant 10 min pour les faire dorer.

Enfourner le rôti et faire cuire 45 min. A mi-cuisson, rajouter les gousses d'ail non pelées tout autour. 10 min avant la fin de la cuisson rajouter les carottes, les arroser de jus. Couvrir le plat de papier aluminium.

Dans un plat à servir, déposer le rôti au centre du plat, disposer les carottes tout autour, accompagner séparément du jus de cuisson et des gousses d'ail rôties.

Valeur nutritionnelle d'une portion :

Calories	Protéines	Glucides	Lipides	Pouvoir antioxydant ★★☆☆
250 kcal	20 g	31 g	5 g	2 668 µmol

POELEE DE FOIE DE VEAU AU RIZ

POUR 4 PERSONNES

Ratio oméga-6 / oméga-3

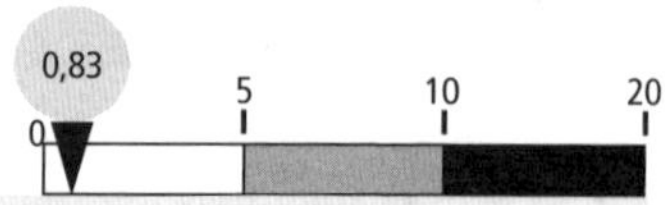

Préparation : 15 min

Cuisson : 20 min

Ingrédients :

- 300 g de riz panaché (longs grains et sauvage)
- 2 tranches épaisses de foie de veau (250 g pièce)
- 2 carottes
- 1 orange non traitée
- 40 g de graines de lin
- 2 c. à s. de miel
- 2 c. à s. de vinaigre de cidre
- 2 c. à s. d'huile d'olive
- 40 g de margarine enrichie en oméga-3
- 3 branches de thym frais,
- 2 branches de romarin
- 1 c. à c. de gingembre
- Sel, poivre

Peler les carottes et les couper en rondelles. Faire cuire pendant 20 min avec le panaché de riz dans une casserole d'eau salée.
Laver l'orange, prélever une c. à c. de son zeste et la presser pour en extraire le jus.
Couper le foie de veau en cubes et les faire revenir 5 min à feu vif dans l'huile d'olive. Saler, poivrer et retirer les morceaux de la poêle.
Ajouter à la poêle le jus d'orange, le vinaigre, le thym, le romarin, le gingembre et le miel. Faire bouillir 20 secondes et faire réchauffer les morceaux de foie de veau dans la sauce.
Egoutter le riz et l'assaisonner de margarine. **Servir** aussitôt garni de foie de veau et parsemé de graines de lin. Décorer d'un brin de romarin et du zeste de l'orange.

Valeur nutritionnelle d'une portion :

Calories	Protéines	Glucides	Lipides	Pouvoir antioxydant ★★☆☆
565 kcal	32 g	71 g	28 g	2 465 µmol

IMPORTANT

Le veau ne présente pas un bon ratio oméga-6/oméga-3. Il faut donc impérativement utiliser de la margarine enrichie en oméga-3 et des graines de lin pour atteindre le ratio indiqué.

BAR A LA MANGUE ET PUREE DE PATATE DOUCE

POUR 4 PERSONNES

Ratio oméga-6 / oméga-3

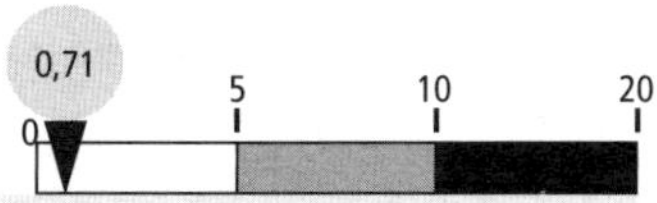

Préparation : 20 min

Cuisson : 40 min

Ingrédients :

- 4 gros filets de bar de 150 g chacun
- 1 gros oignon blanc
- 1 tomate
- 2 mangues
- 4 grosses patates douces
- 1 c. à c. de piment d'Espelette
- 1 c. à c. de paprika
- 1 c. à s. d'huile d'olive
- 20 g de margarine aux oméga-3
- 1 filet de lait
- Sel, poivre
- 1 petit bouquet de ciboulette, 1 petit bouquet de persil plat

Eplucher les patates douces et les couper grossièrement. Les mettre à cuire dans de l'eau bouillante pendant 10 min environ. Après cuisson, égoutter et écraser la patate douce, la saler, poivrer et incorporer un filet de lait pour délayer. Garder au chaud.

Dans une poêle, faire revenir dans la margarine : l'oignon blanc coupé finement, les herbes hachées, une mangue et la tomate épluchée et coupée en petits dés, le piment d'Espelette, le paprika. Garder au chaud.

Faire cuire le poisson dans la poêle pendant 5 min de chaque côté avec 1 c. à s. d'huile et la derniere mangue coupée en dés.

Disposer les filets de bar dans un plat à servir, recouvrir de la préparation aux mangues et entourer de purée de patates douces.

Décorer de quelques brins de ciboulette.

Valeur nutritionnelle d'une portion :

Calories	Protéines	Glucides	Lipides	Pouvoir antioxydant ★★☆☆
392 kcal	28 g	44 g	11,5 g	4 750 µmol

POMME DE TERRE OU PATATE ?

La patate douce n'est pas de la même famille que la pomme de terre. Elle est bien plus intéressante nutritionnellement car riche en antioxydants (caroténoïdes et vitamine C).

FILETS DE DAURADE AU CURRY

POUR 4 PERSONNES

Ratio oméga-6 / oméga-3

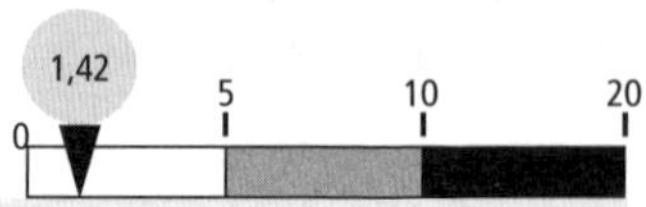

Préparation : 30 min

Cuisson : 40 min

Ingrédients :

- 4 filets de daurade
- 2 aubergines
- 150 g de champignons de Paris
- 50 g de raisins secs
- 30 g de noix de coco râpée
- 200 g d'oignons nouveaux
- 2 échalotes
- 60 cl de lait
- 1 cube de court-bouillon
- 20 cl de vin blanc
- 20 g de margarine riche en oméga-3
- 2 c. à s. d'huile d'olive
- 1 c. à s. de curry
- Sel, poivre

Dans une casserole, faire tiédir le lait mélangé à la noix de coco râpée et aux raisins secs. Laisser infuser 20 min.

Retirer les extrémités des aubergines, les éplucher, les laver et les essuyer. Les couper en cubes réguliers.

Faire suer les petits oignons coupés de leurs extrémités dans une poêle anti-adhésive avec l'huile chaude. Ajouter les cubes d'aubergine, remuer puis verser 50 cl d'eau. Saler, poivrer et laisser étuver sur feu doux 15 min.

Nettoyer les champignons de Paris, les rincer et hacher.

Faire suer les échalotes hachées quelques minutes dans une casserole avec 10 g de margarine. Ajouter les champignons, le curry et mouiller au vin blanc. Faire réduire le jus de moitié. Ajouter le bouillon cube. Laisser cuire 5 min. Verser le mélange de lait et raisins et porter à ébullition. Laisser réduire.

Faire saisir les filets de daurade salés et poivrés avec le reste de margarine. Laisser cuire 15 min. Disposer dans un plat les filets de daurade, les aubergines et arroser de sauce au curry. Servir chaud.

Valeur nutritionnelle d'une portion :

Calories	Protéines	Glucides	Lipides	Pouvoir antioxydant ★★★☆
295 kcal	26 g	13 g	16 g	7 122 µmol

AIOLI

POUR 6 PERSONNES

Ratio oméga-6 / oméga-3

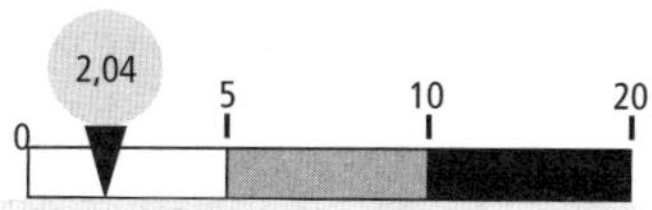

Préparation :
30 min

Cuisson :
25 min

Ingrédients :

- 1 kg de filets de morue fraîche sans peau ni arrêtes
- 6 carottes moyennes
- 6 navets fanes
- 3 bulbes de fenouil
- 6 petites courgettes
- 6 pommes de terre
- 2 feuilles de laurier
- 10 grains de poivre noir
- 1 oignon
- 4 gousses d'ail
- 1 citron
- 2 jaunes d'œuf
- Huiles d'olive et de colza
- Gros sel, poivre

Faire dessaler la morue quelques heures à l'avance dans une passoire immergée dans une bassine d'eau. Changer l'eau régulièrement.

Faire l'aïoli : il faut que les ingrédients soient tous à température ambiante. **Peler** les gousses d'ail, les dégermer et les écraser au mortier avec le gros sel. Piler en pommade. Ajouter les 2 jaunes d'œufs, le poivre et 2 c. à c. de jus de citron. Incorporer l'huile en filet en mélangeant au fouet afin d'obtenir une mayonnaise épaisse. Ajouter le reste de jus de citron pour détendre un peu l'aïoli. Réserver au frais.

Peler les carottes, les navets, les pommes de terre, le fenouil. Les mettre à cuire à la vapeur 10 min. Rajouter les courgettes et poursuivre la cuisson 10 min.

Plonger les filets de morue dans une casserole d'eau froide avec l'oignon émincé, le laurier et le poivre. A ébullition, laisser pocher 5 à 8 min. Egoutter la morue et retirer les arêtes.

Disposer les filets de morue dans un plat avec les légumes et servir avec l'aïoli à part.

Valeur nutritionnelle d'une portion :

Calories	Protéines	Glucides	Lipides	Pouvoir antioxydant ★★☆☆
510 kcal	60 g	43 g	11 g	3 687 µmol

PATES DE LA MER AU PARFUM D'ORANGE

POUR 6 PERSONNES

Ratio oméga-6 / oméga-3

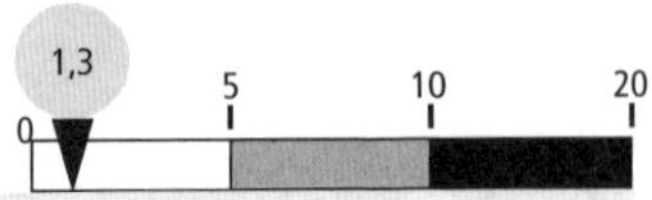

Préparation : 20 min

Cuisson : 20 min

Ingrédients :

- 500 g de pâtes
- 500 g de coques dégorgées
- 1 orange non traitée
- 1 dosette de safran
- 1 cm de gingembre frais
- 1 c. à s. de brins d'aneth
- 4 branches de persil plat
- 15 cl de vin blanc sec
- 4 c. à s. d'huile de colza
- Quelques olives noires
- 1 c. à s. de graines de lin broyées
- Quelques grains de poivre

Mettre les coques dans une casserole avec le persil et le poivre. Couvrir et porter sur feu vif jusqu'à ce que toutes les coquilles soient bien ouvertes. Laisser tiédir un peu puis éliminer les coquilles.

Râper la moitié du zeste de l'orange, peler le fruit à vif et le séparer en quartiers. Couper l'orange en petits morceaux.

Eplucher et râper le gingembre en très fines lamelles.

Filtrer le jus de cuisson des coques et le verser dans une casserole avec le vin blanc, le gingembre, le safran et le zeste d'orange râpé. Porter à ébullition et laisser réduire la sauce de moitié. Rectifier l'assaisonnement. Réserver au chaud.

Faire cuire les pâtes dans un grand volume d'eau salée. Les égoutter et les verser dans un grand plat creux.

Arroser d'huile d'olive. Ajouter les coques et les morceaux d'orange. Verser le jus safrané et bien mélanger.

Décorer de brins d'aneth, d'olives noires et de graines de lin broyées. Servir chaud.

Valeur nutritionnelle d'une portion :

Calories	Protéines	Glucides	Lipides	Pouvoir antioxydant ★
326 kcal	24 g	46 g	3,6 g	1 100 µmol

LASAGNES DE CAROTTES ET CHOUX FRISES

POUR 4 PERSONNES

Ratio oméga-6 / oméga-3

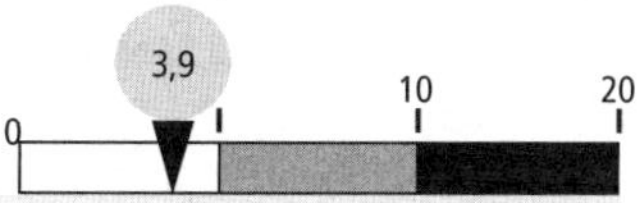

Préparation : 25 min

Cuisson : 20 min

Ingrédients :

- 1 chou vert
- 4 grosses carottes
- 400 g de viande hachée
- 3 gousses d'ail
- 4 oignons
- 1 bouquet de persil
- 2 c. à s. d'huile d'olive
- 1 c. à c. de paprika, 1 c. à c. de cumin
- 2 tours de moulin de poivre
- Un bouillon cube de bœuf

Laver le chou et enlever les feuilles abîmées. Le couper en 4 et le plonger dans de l'eau bouillante légèrement salée. Le faire blanchir 5 à 10 min. L'égoutter et le couper en très fines lamelles. Faire de même avec les carottes, lavées, blanchies et coupées en tous petits dés.

Eplucher les oignons et les émincer. Les faire revenir dans une poêle anti-adhésive avec l'huile chaude, la viande hachée, l'ail, le persil ciselé, les épices et le poivre. Faire cuire 10 à 15 min.

Préchauffer le four à 250 °C (th. 8).

Dans un plat à gratin, disposer par alternance une couche de chou, une couche de viande, une couche de carottes. Continuer ainsi et terminer par le chou.

A part faire bouillir 1/2 l d'eau. Ajouter un bouillon cube de bœuf, et le diluer dans l'eau. Arroser la préparation de lasagne du bouillon et enfourner. Mettre à cuire pendant 40 min.

Valeur nutritionnelle d'une portion :

Calories	Protéines	Glucides	Lipides	Pouvoir antioxydant ★★★☆
355 kcal	25,5 g	22 g	18 g	7 548 µmol

GRATIN DE POTIMARRON A L'ORIENTALE

POUR 6 PERSONNES

Ratio oméga-6 / oméga-3

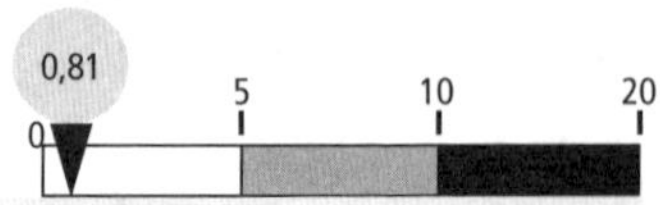

Préparation :
20 min

Cuisson :
20 min

Ingrédients :

- 1,5 kg de potimarron
- 3 oignons
- 2 c. à s. d'huile d'olive
- 50 g de raisins de Smyrne
- 300 g de pommes de terre
- 50 g d'amandes
- 50 g de graines de lin moulues
- 1 pincée de muscade
- 50 g margarine
- 1 c. à c. de cumin
- 2 à 3 feuilles de laurier
- Sel, poivre

Eplucher le potimarron et couper la pulpe en petits morceaux.

Eplucher et couper en morceau les pommes de terre.

Faire cuire le potimarron et les pommes de terre à la vapeur avec les feuilles de laurier pendant 15 min. Retirer et égoutter.

Eplucher les oignons, les couper en rondelles. Dans une poêle, faire chauffer l'huile et faire blondir les oignons. Rajouter les raisins, les amandes, les épices. Faire dorer.

Dans un plat mélanger grossièrement les pommes de terre et potimarron au mélange d'oignons, épices et fruits secs. Rajouter la margarine. Rectifier l'assaisonnement.

Verser dans un plat à gratin légèrement beurré (margarine). Recouvrir de graines de lin moulues. Faire cuire au four pendant 20 min.

Valeur nutritionnelle d'une portion :

Calories	Protéines	Glucides	Lipides	Pouvoir antioxydant ★★☆☆
386 kcal	8 g	36 g	23 g	3 600 µmol

LE PLUS DU POTIMARRON

Grâce à une chair orangée riche en provitamine A, le potimarron bénéficie de propriétés antioxydantes reconnues.

ŒUFS BROUILLES AU CHOUX VERT

POUR 4 PERSONNES

Préparation :
15 min

Cuisson :
20 min

Ingrédients :

- 1 chou vert
- 8 œufs
- 10 cl de crème liquide
- 2 c. à s. d'huile d'olive
- 2 tranches de saumon fumé
- Sel, poivre, aneth

Ratio oméga-6 / oméga-3

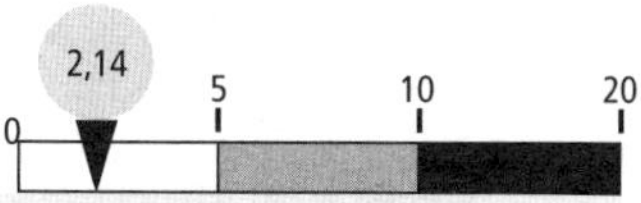

Découper délicatement le chou et enlever les feuilles unes à unes.
Mettre de côté 4 belles feuilles en forme de coupelles.
Faire chauffer l'huile dans une poêle anti-adhésive. Emincer 400 g de chou et le faire fondre dans une cocotte à feu très doux. Poivrer. Ajouter un peu d'eau si besoin au fur et à mesure de la cuisson. Remuer.
Battre en chantilly la crème liquide. Saler, poivrer, mélanger l'aneth ciselé. Réserver au frais.
Casser les œufs dans un saladier. Saler, poivrer et battre en omelette.
Dans une poêle, faire chauffer l'huile et ajouter les œufs, les brouiller rapidement.
Couper les tranches de saumon en petits morceaux.
Dans une assiette, disposer les feuilles de chou, les tapisser de saumon et du mélange de choux, rajouter les oeufs brouillés.
Ajouter une cuillère à soupe de crème fouettée. Servir chaud.

Valeur nutritionnelle d'une portion :

Calories	Protéines	Glucides	Lipides	Pouvoir antioxydant ★★
282 kcal	18 g	2 g	22 g	3 510 µmol

POULET AU CURRY
POUR 4 PERSONNES

Ratio oméga-6 / oméga-3

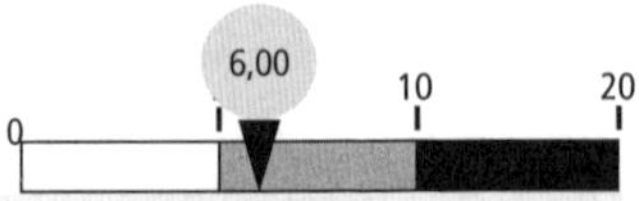

Préparation :
20 min

Cuisson :
20 min

Ingrédients :
- 4 escalopes de poulet fermier
- 1 oignon
- 1 pomme Granny
- 100 g de crème fraîche
- 30 g de margarine aux oméga-3
- 1 c. à s. de curry
- Sel

Eplucher l'oignon et l'émincer. Eplucher la pomme et la couper en dés. Découper les escalopes en gros cubes. Dans une sauteuse, faire dorer les morceaux de poulet dans la margarine. Réserver.

Faire revenir les oignons dans la même sauteuse. Saupoudrer de curry. Ajouter la pomme. Mélanger et assaisonner légèrement avant de verser la crème fraîche.

A la première ébullition, baisser le feu et ajouter les morceaux de poulet. Laisser frémir une bonne dizaine de minutes.

Garnir les assiettes, servir accompagné de riz basmati.

Valeur nutritionnelle d'une portion :

Calories	Protéines	Glucides	Lipides	Pouvoir antioxydant ★★☆☆
337 kcal	42 g	6 g	25 g	3 350 µmol

VERS UNE PROTECTION ANTI-INFLAMMATOIRE PLUS FAVORABLE

Pour diminuer le ratio oméga-6/oméga-3 de la recette, n'hésitez pas à servir ce plat accompagné (ou suivi) d'une salade de mâche parsemée de graines de lin broyées et arrosée d'un filet d'huile de colza.

MOUSSAKA A L'ORIENTALE

POUR 6 PERSONNES

Ratio oméga-6 / oméga-3

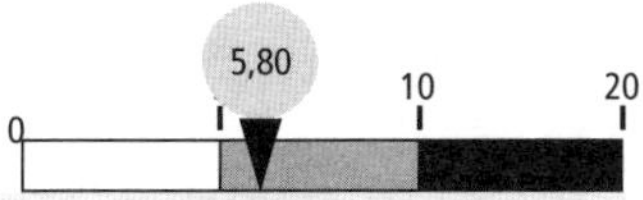

Préparation :
50 min

Cuisson :
20 min

Ingrédients :

- 400 aubergines
- 2 oignons
- 2 gousses d'ail
- 50 g de persil haché, 50 g de ciboulette ciselée
- 1 bouquet garni
- 3 c. à s. d'huile d'olive
- 400 g de viande hachée
- 200 g de tomates concassées
- 1 c. à c. de cumin, 1 c. à c. d'origan, 1 c. à c. paprika
- 250 ml de lait
- 10 g de farine
- 20 g de gruyère
- Sel, poivre, muscade

Hacher finement l'oignon et le faire fondre dans 1 c. à s. d'huile d'olive avec l'ail haché, la viande, le persil, la ciboulette, les tomates, les épices et le bouquet garni. Saler, poivrer. Faire cuire 15 min.
Peler les aubergines, les couper en fines tranches. Dans une poêle anti-adhésive, les faire dorer avec 2 c. à s. d'huile d'olive. Tourner régulièrement et rajouter un peu d'eau si besoin jusqu'à ce qu'elles soient fondantes. Réserver sur du papier absorbant.
Préchauffer le four 250 °C (th. 6-7).
Confectionner une sauce béchamel allégée : délayer la farine avec le lait froid.
Chauffer et remuer sans cesse jusqu'à épaississement. Arrêter le feu aux premiers bouillons. Saler, poivrer, et mettre un peu de muscade.
Dans un plat allant au four, disposer une couche d'aubergines, une couche de bolognaise, une couche de béchamel.
Recommencer avec les aubergines, une couche de béchamel et terminer avec une couche de bolognaise. Saupoudrer de gruyère râpé et mettre à gratiner (20 min).

Valeur nutritionnelle d'une portion :

Calories	Protéines	Glucides	Lipides	Pouvoir antioxydant ★★★☆
251 kcal	24 g	11 g	12 g	5 063 µmol

TAJINE DE BOULETTES A LA TOMATE ET A LA CORIANDRE

POUR 6 PERSONNES

Ratio oméga-6 / oméga-3

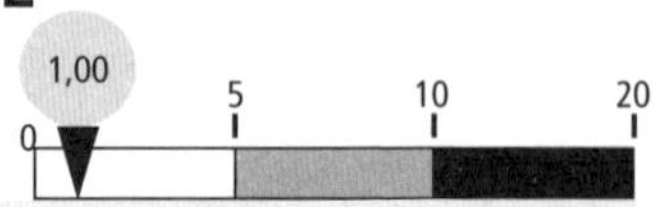

Préparation :
30 min

Cuisson :
50 min

Ingrédients :

- 800 g de viande hachée
- 5 oignons
- 2 pommes de terre
- 2 gousses d'ail
- 2 tranches de pain de mie écroûtées
- 2 c. à s. graines de lin broyées
- 4 œufs
- 50 g de farine
- 1 kg de tomates
- 1 petite boîte de concentré de tomate
- 50 cl de bouillon de bœuf
- 1 c. à c. de piment d'Espelette
- 2 c. à s. de coriandre et persil ciselés
- 4 c. à s. d'huile d'olive
- 1 c. à c. de cumin
- Quelques brins de thym, sel, poivre.

Dans un plat à tajine, faire revenir 3 oignons finement émincés dans l'huile d'olive. Ajouter les tomates pelées et épépinées, le concentré de tomates, le bouillon, le thym effeuillé, le piment d'Espelette, le cumin. Saler, poivrer et laisser mijoter à couvert 20 min environ.

Récupérer 2 louches de ce mélange dans une terrine. Tremper les morceaux de pain de mie. Laisser s'imbiber 5 min, essorer le pain de mie entre les mains.

Peler, émincer l'ail et 2 oignons. Ecraser les pommes de terre cuites.

Malaxer ensemble la mie de pain, la viande, les graines de lin broyées, l'oignon, l'ail et les pommes de terre. Incorporer au hachis les œufs battus, le persil et la coriandre ciselés. Mélanger soigneusement, saler et poivrer.

Façonner les boulettes en mettant de la farce entre les mains et tourner les 2 paumes de main entre elles. Les rouler dans la farine, les cuire dans l'huile chaude en les retournant souvent pour bien les colorer.

Placer les boulettes dans la sauce tomate et cuire 25 min sur feu doux.

Parsemer de feuilles de coriandre, servir.

Valeur nutritionnelle d'une portion :

Calories	Protéines	Glucides	Lipides	Pouvoir antioxydant ★★★☆
490 kcal	43 g	51 g	13 g	9 900 µmol

DARNES DE THON AUX CAROTTES

POUR 4 PERSONNES

Ratio oméga-6 / oméga-3

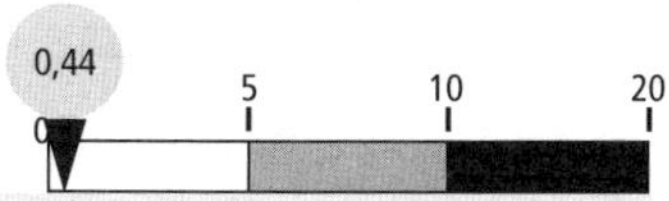

Préparation : 15 min

Cuisson : 15 min

Ingrédients :

- 4 darnes de thon frais
- 600 g de carottes
- 2 échalotes
- 6 brins de persil
- 2 gousses d'ail
- 2 citrons pressés
- 3 c. à s. d'huile d'olive
- 2 c. à c. de cumin
- Graines de cumin
- 1 c. à c. de graines de lin broyées
- 1 cm de gingembre
- Sel, poivre

Dans un bol, verser le jus de citron, le sel, le poivre, les graines de lin broyées, 1 c. à c. de cumin, 1 gousse d'ail épluchée et dégermée, le gingembre épluché et râpé en fines lamelles et 1 c. à s. d'huile.

Badigeonner au pinceau les 4 darnes et laisser mariner 10 à 15 min.

Préchauffer le four 250 °C (th. 7).

Peler les carottes et les émincer en fines rondelles. Les plonger dans de l'eau bouillante salée pendant 8 min, les essorer.

Faire revenir les échalotes dans 2 c. à s. d'huile chaude, rajouter les carottes, 1 c. à c. de cumin, le persil ciselé, l'ail finement haché. Saler, poivrer. Couvrir, laisser cuire 10 min à feu doux.

Poser les darnes sur la grille du four ou au barbecue et laisser cuire des 2 côtés jusqu'à ce qu'elles soient bien dorées.

Présenter les darnes dans une assiette, décorées d'une tranche de citron, de graines de cumin et quelques feuilles de persil. Disposer les carottes tout autour. Servir chaud.

Valeur nutritionnelle d'une portion :

Calories	Protéines	Glucides	Lipides	Pouvoir antioxydant ★★☆☆
377 kcal	41 g	9 g	20 g	3 363 µmol

PAPILLOTES DE SAUMON AUX PRUNEAUX

POUR 4 PERSONNES

Ratio oméga-6 / oméga-3

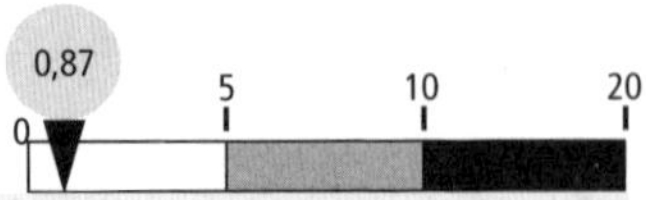

Préparation : 10 min

Cuisson : 30 min

Ingrédients :

- 4 pavés de saumon
- 8 pruneaux
- 4 c. à s. de crème fraîche allégée
- 4 c. à c. de cumin
- Sel, poivre

Préchauffer le four à 210 °C (th. 7).
Former 4 papillotes de papier aluminium (ou sulfurisé) et y placer chacun des pavés de saumon.
Mélanger à part la crème fraîche avec les pruneaux coupés en petits morceaux et le cumin.
Assaisonner le mélange avec du sel et du poivre.
Ajouter une grosse cuillère du mélange à chaque papillote.
Refermer et laisser cuire 30 min à 210 °C.

Valeur nutritionnelle d'une portion :

Calories	Protéines	Glucides	Lipides	Pouvoir antioxydant ★★★☆
476 kcal	35 g	27 g	4,5 g	6 148 µmol

POUVOIR ANTIOXYDANT MAXIMAL

Dans leurs familles respectives, le cumin et le pruneau arrivent tous deux sur le podium des aliments possédant le plus fort pouvoir antioxydant. Pour faire le plein d'antioxydants, il n'y a plus qu'à accompagner les papillotes d'un mélange de légumes sautés.

BATONNETS DE VEAU AU GINGEMBRE

POUR 6 PERSONNES

Ratio oméga-6 / oméga-3

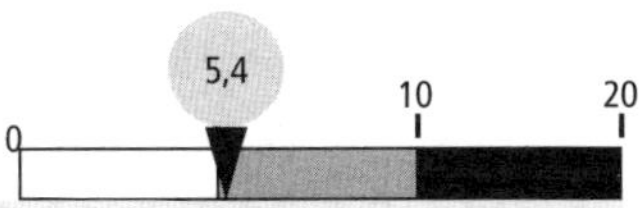

Préparation : 20 min

Cuisson : 20 min

Ingrédients :

- 6 escalopes de veau
- 1 kg de châtaignes surgelées
- 4 cm de racine de gingembre
- 6 ciboules, 1 échalote
- 1 orange, 20 cl de jus d'orange
- 2 c. à s. de farine
- 2 c. à s. de fond de veau déshydraté
- 4 c. à s. de chapelure
- 2 œufs oméga-3
- 2 c. à s. d'huile d'olive
- 1 c. à s. d'huile de colza
- Sel, poivre

Enlever la peau du gingembre et l'éplucher en fines lamelles. Nettoyer les ciboules et les débiter en petits tronçons. Peler, émincer l'échalote. La faire revenir sans coloration dans l'huile de colza. Ajouter les ciboules et le gingembre et laisser suer pendant 1 min en remuant.

Mettre les châtaignes avec le jus d'orange et le fond de veau dans la sauteuse puis mouiller d'eau à hauteur.

Assaisonner et couvrir, laisser cuire pendant 20 min environ jusqu'à ce que les châtaignes soient tendres.

Détailler les escalopes de veau en longues lanières et les rouler successivement dans la farine salée et poivrée, dans les œufs battus en omelette et dans la chapelure.

Chauffer l'huile d'olive dans une poêle sur feu moyen et faire cuire les escalopes jusqu'à ce qu'elles soient bien colorées. Les égoutter sur du papier absorbant et répartir dans les assiettes.

Compléter avec les châtaignes et disposer joliment les tronçons de gingembre. Décorer avec les tranches d'orange pelées à vif. Servir chaud.

Valeur nutritionnelle d'une portion :

Calories	Protéines	Glucides	Lipides	Pouvoir antioxydant ★★★☆
440 kcal	60 g	26 g	10 g	6 500 µmol

MOUSSE AUX FRUITS ROUGES EN VERRINES

POUR 4 PERSONNES

Ratio oméga-6 / oméga-3

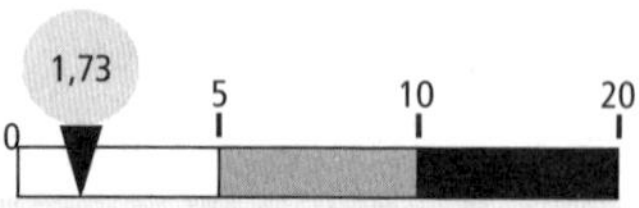

Préparation :
30 min

Cuisson :
0 min

Ingrédients :

- 4 feuilles de gélatine
- 400 g de fromage blanc
- 100 g de sucre glace
- 4 blancs d'œufs
- 200 g de framboises
- 200 g de mûres
- 200 g de myrtilles
- Quelques branches de menthe fraîche pour décorer
- ½ c. à c. de piment d'Espelette

Au moulin à légumes (grille très fine), broyer les framboises et ajouter 1 pincée de piment d'Espelette. Réserver. Séparément, faire de même pour les mûres. Réserver. De même pour les myrtilles. Garder quelques fruits de chaque pour la décoration.

Faire tremper les feuilles de gélatine dans de l'eau froide pendant 5 à 10 min. Porter à ébullition 10 cl d'eau et placer les feuilles de gélatine essorées en remuant jusqu'à parfaite dissolution.

Mélanger le fromage blanc et le sucre glace dans un grand saladier. Ajouter la gélatine. Battre les blancs en neige ferme avec une pincée de sel et mélanger délicatement au fromage blanc.

Prélever un quart de la préparation et ajouter le mélange de framboises. Prélever un autre quart et ajouter le mélange de mûres et faire de même avec les myrtilles. Dans des verrines, répartir une couche de préparation à la mûre, une couche de framboise, une couche de myrtilles et terminer par la couche de préparation nature. Laisser prendre l'ensemble 12 h au réfrigérateur. Servir.

Valeur nutritionnelle d'une portion :

Calories	Protéines	Glucides	Lipides	Pouvoir antioxydant ★★★☆
260 kcal	13 g	40 g	5 g	9 950 µmol

MUFFINS AUX MYRTILLES
POUR 6 PERSONNES

Ratio oméga-6 / oméga-3

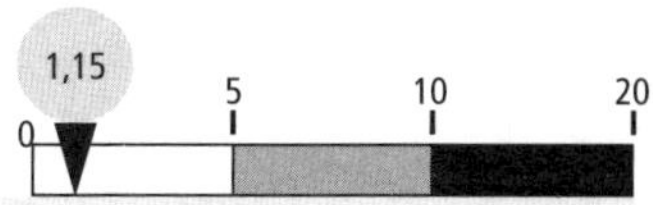

Préparation :
20 min

Cuisson :
20 min

Ingrédients :
- 250 g de farine de son (ou farine complète)
- 200 g de myrtilles fraîches ou surgelées
- 50 g d'amandes effilées
- 30 g de graines de lin broyées
- 2 œufs
- 15 cl de lait
- 40 g de margarine
- 120 g de sucre
- 3 c. à s. d'huile d'olive
- 1 sachet de levure chimique
- 1 pincée de sel

Préchauffer le four à 180 °C (th. 6)
Mélanger la farine (conserver 1 à 2 c. à s. pour le moule) avec la levure, le sucre, les graines de lin broyées et le sel.
Fouetter les œufs, l'huile et le lait. Rajouter à la farine. Faire fondre la margarine, la laisser tiédir et l'incorporer au mélange. Travailler jusqu'à obtenir un mélange homogène.
Rincer les myrtilles si elles sont fraîches et les éponger. Les ajouter (non décongelées si elles sont surgelées) délicatement à la préparation.
Graisser des moules à muffins, saupoudrer de farine et répartir la pâte dans les moules. Disposer des amandes effilées sur le dessus. Enfourner 20 min jusqu'à ce que les muffins soient gonflés et dorés. Laisser refroidir 30 min avant de démouler.

Valeur nutritionnelle d'une portion :

Calories	Protéines	Glucides	Lipides	Pouvoir antioxydant ★★★
423 kcal	9,5 g	54 g	19 g	5 259 µmol

CONSERVER LE BON RATIO

Les graines de lin compensent par leur richesse en oméga-3 le déséquilibre de la margarine et des œufs classiques. Si vous vous passez de graines de lin, il faut donc impérativement utiliser des œufs et une margarine aux oméga-3.

PRUNEAUX A L'ORANGE

POUR 4 PERSONNES

Ratio oméga-6 / oméga-3

Recette sans acides gras

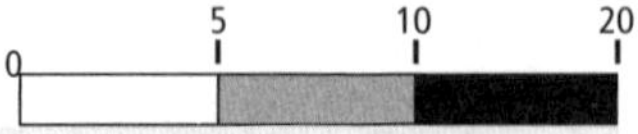

Préparation :
20 min

Cuisson :
20 min

Ingrédients :

- 200 g de pruneaux dénoyautés
- 1 sachet de thé
- 5 oranges juteuses
- 2 c. à s. de sucre
- 2 c. à c. de cannelle
- 1 bâton de cannelle
- 2 clous de girofle
- 2 c. à s. de vin rouge

Verser 15 cl d'eau bouillante sur le sachet de thé et laisser infuser 5 min.
Retirer le sachet et ajouter les pruneaux, le jus de 2 oranges, les clous de girofles, recouvrir d'eau si besoin. Laisser tremper au moins 2 heures.
Retirer les pruneaux de la casserole et mettre le bouillon sur le feu en rajoutant 1 c. à s. de sucre, le bâton de cannelle et le vin rouge. Chauffer à feu doux pendant 10 min afin d'obtenir un sirop.
Couper les oranges en tranches, les disposer sur le tour de chaque assiette. Saupoudrer au chinois le mélange sucre (1 c. à s.) et cannelle (2 c. à c.).
Disposer les pruneaux au centre de l'assiette et les arroser du sirop préalablement filtré. Consommer très frais. Un dessert léger, aux saveurs orientales qui plaît aux petits comme aux grands.

Valeur nutritionnelle d'une portion :

Calories	Protéines	Glucides	Lipides	Pouvoir antioxydant ★★★★
146 kcal	20 g	6 g	4,5 g	14 985 µmol

IDÉE GOURMANDE

Cette recette accompagnera à merveille des préparations de type « riz au lait » ou « gâteau de semoule ».

PECHES AU THYM
POUR 4 PERSONNES

Ratio oméga-6 / oméga-3

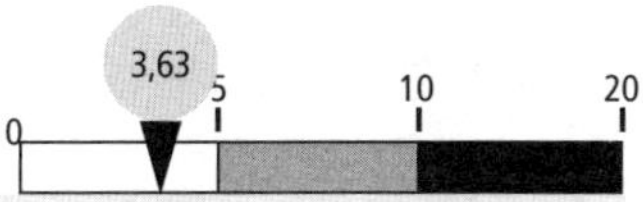

Préparation :
15 min

Cuisson :
15 min

Ingrédients :
- 8 pêches
- 50 g de margarine aux oméga-3
- 8 brins de thym citronné
- 1 brin de romarin
- 1 citron, une orange
- 2 c. à c. d'huile de colza
- 1 c. à s. de miel

Ebouillanter les pêches 20 secondes. Les peler. Les éponger avec du papier absorbant et les badigeonner de margarine avant de les mettre dans un plat à gratin et les parsemer de thym et d'orange.
Mettre à four chaud 200 °C (th. 6) pendant 15 min.
Sortir du four et laisser refroidir. Récupérer le jus dans le plat, le mélanger au miel, au jus de citron et à l'huile.
Mettre les pêches dans des coupes à glace. Arroser de jus. Décorer d'un brin de romarin.

Valeur nutritionnelle d'une portion :

Calories	Protéines	Glucides	Lipides	Pouvoir antioxydant ★★★
299 kcal	2 g	23 g	18 g	5 034 µmol

ASTUCE

Les pêches peuvent être dégustées en dessert mais peuvent également accompagner une viande (gigot d'agneau au romarin, lapin aux herbes de Provence, etc.)

SALADE DE FRUITS EPICEE

POUR 6 PERSONNES

Ratio oméga-6 / oméga-3

Recette sans acides gras

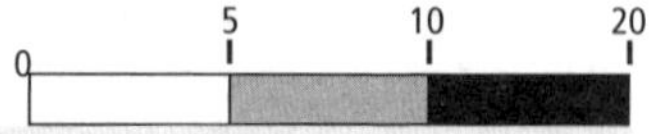

Préparation :
15 min

Cuisson :
0 min

Ingrédients :

- 2 nectarines
- 1 banane
- 6 grappes de groseilles
- 1 papaye
- 1 mangue
- 1 carambole
- 2 cm de gingembre racine
- Une demi tasse de thé
- 50 g de sucre
- 2 étoiles de badiane
- 10 cl de citron vert

Peler et émincer les fruits : nectarine, banane, papaye, mangue. Couper la carambole en tranches et réserver.

Mélanger le thé, le jus de citron, le gingembre pelé et coupé en fines lamelles, le sucre et les étoiles de badiane. Ajouter les fruits au mélange.

Placer au frais pendant 20 min. Remplir des coupes individuelles et décorer avec les grappes de groseille.

Valeur nutritionnelle d'une portion :

Calories	Protéines	Glucides	Lipides	Pouvoir antioxydant ★★
96 kcal	1 g	22 g	0 g	2 500 µmol

VARIANTE

Cette salade exotique se décline selon les saisons avec des agrumes ou encore des fruits rouges, etc..

CLAFOUTIS AUX CERISES

POUR 6 PERSONNES

Ratio oméga-6 / oméga-3

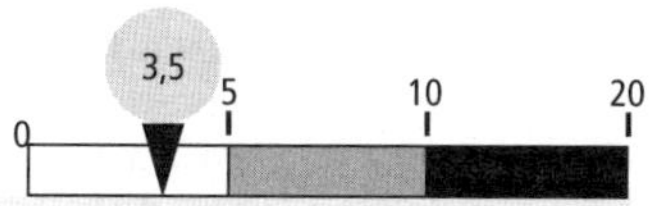

Préparation : 30 min

Cuisson : 30 min

Ingrédients :

- 125 g de farine
- 2 œufs aux oméga-3
- 2 c. à s. de kirsch
- 1 pincée de sel
- 80 g de sucre
- 30 g de margarine fondue enrichie en oméga-3
- 1/3 litre de lait (laisser tremper 1 gousse de vanille fendue pendant ½ heure)
- 1 sachet de sucre vanillé
- 750 g de cerises noires

Faire chauffer le four 180-200 °C (th. 5-6).

Laver et équeuter les cerises. Les dénoyauter pour une dégustation plus facile ou les laisser entières pour augmenter le goût. Les faire macérer ½ h dans 20 g de sucre et le kirsch.

Mettre la farine dans une terrine. Faire une fontaine et rajouter le beurre, le sel, le sucre et l'œuf.

Mélanger au milieu à la spatule et ajouter le lait petit à petit pour ne pas faire de grumeaux. Mixer pour obtenir une pâte bien liquide et homogène.

Mettre les cerises dans un plat à manqué préalablement beurré et verser la préparation.

Mettre au four et saupoudrer de sucre vanillé.

Valeur nutritionnelle d'une portion :

Calories	Protéines	Glucides	Lipides	Pouvoir antioxydant ★★☆☆
372 kcal	8 g	49 g	15 g	4 201 µmol

CLAFOUTIS ÉPICÉ

Les fans de cannelle pourront glisser une cuillerée à café de cette épice dans la pâte du clafoutis. Cela améliorera en plus le score antioxydant de la recette.

TARTE AUX ABRICOTS EPICEE

POUR 6 PERSONNES

Ratio oméga-6 / oméga-3

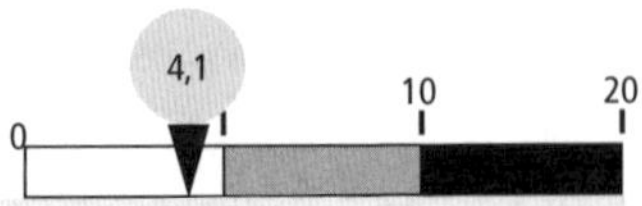

Préparation : 20 min

Cuisson : 20 min

Ingrédients :

- 225 g de farine
- 125 g de margarine aux oméga-3
- 1 œuf oméga-3
- Sel
- 12 abricots
- 100 g d'amandes entières mondées
- 100 g de sucre
- 1 gousse de vanille
- 1 sachet de sucre vanillé.
- 2 c. à s. de raisins secs
- 1 c. à c. d'épices aux 5 baies
- 1 c. à c. de cannelle
- 1 c. à c. de gingembre
- 1 c. à c. de baies roses

Préparer une pâte sablée avec la farine, 70 g de sucre et 100 g de margarine. Abaisser la pâte, la mettre dans un moule à tarte préalablement beurré et fariné et la piquer. Mettre au four pour faire précuire la pâte.

Couper les abricots en 2 et les dénoyauter. Dans une sauteuse, faire un caramel avec 25 g de margarine et 30 g de sucre.

Ajouter les abricots, les amandes, les raisins secs (préalablement gonflés dans du thé s'ils sont trop secs), la gousse de vanille fendue en deux et le mélange d'épices. Rajouter un peu d'eau, faire cuire 3 min.

Sortir du four la pâte juste dorée, étaler le mélange aux abricots, arroser du sirop aux abricots et saupoudrer de baies roses et de sucre vanillé. Mettre au four pendant 10 min. Servir tiède.

Valeur nutritionnelle d'une portion :

Calories	Protéines	Glucides	Lipides	Pouvoir antioxydant ★★★★
424 kcal	6 g	59 g	18 g	4 606 µmol

VARIANTE ANTIOXYDANTE

La prune présentant un ORAC plus élevé que l'abricot, on peut augmenter le pouvoir antioxydant de cette recette en remplaçant la moitié des abricots par des reines-claudes.

SALADE DE FRUITS ROUGES AU THYM CITRON

POUR 6 PERSONNES

Ratio oméga-6 / oméga-3

Recette sans acides gras

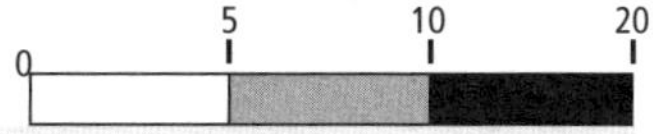

Préparation : 15 min

Cuisson : 0 min

Ingrédients :

- 500 g de fraises
- 250 g de framboises
- 250 g de groseilles
- 250 g de cassis
- 250 g de myrtilles
- 300 g de cerises
- 500 g de pastèque
- 1 citron pressé
- 1 c. à c. de poivre et baies moulues
- 5 à 6 branches de thym citron
- 50 g de sucre cristallisé
- ¼ l de crème de cassis

Laver les fraises et les équeuter. Couper les plus grosses en quatre et les autres en 2.
Sous un filet d'eau, rincer le cassis, les framboises et les myrtilles.
Conserver les groseilles en grappes.
Laver rapidement les grappes et les faire sécher sur du papier absorbant. Les rouler dans du sucre cristallisés.
Creuser la pastèque par petites boules.
Rassembler tous les fruits dans la coque de pastèque. **Ajouter** à la salade les têtes de thym citron. Verser la crème de cassis, le poivre et les baies moulues et le jus de citron.
Laisser macérer 1 h au réfrigérateur avant de servir.

Valeur nutritionnelle d'une portion :

Calories	Protéines	Glucides	Lipides	Pouvoir antioxydant ★★★★
250 kcal	3 g	49 g	2 g	23 165 µmol

PASSEZ AU ROUGE !

Plus un fruit est rouge ou foncé, plus il est proche de la maturité et plus il renferme de polyphénols, ces antioxydants qui permettent aux végétaux de se protéger des UV solaires et aux humains de prévenir beaucoup de maladies. C'est pourquoi les fruits rouges présentent les indices ORAC les plus élevés des fruits.

BLANC-MANGER SOUS COULIS DE CERISE

POUR 6 PERSONNES

Ratio oméga-6 / oméga-3

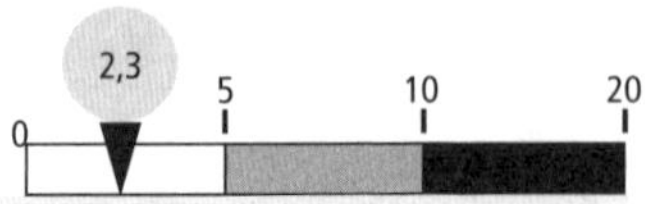

Préparation :
15 min

Cuisson :
5 min

Ingrédients :

- 1 kg de cerises
- 50 cl de lait
- 20 cl de crème liquide froide
- 6 jaunes d'œufs aux oméga-3
- 150 g de sucre
- 15 cl de sirop d'orgeat
- 1 gousse de vanille
- 6 feuilles de gélatine
- 5 cl de kirsch
- Feuilles de menthe

Mettre la gélatine à tremper dans de l'eau froide. Faire bouillir 50 cl de lait.

Travailler les jaunes d'œufs avec 50 g de sucre jusqu'à ce qu'ils blanchissent et délayer avec un peu de lait chaud avant de reverser dans la casserole de lait. Cuire sur feu doux en remuant sans cesse. Dès que la crème nappe la cuillère, transvaser dans un saladier.

Essorer la gélatine et la verser dans la crème chaude. Remuer jusqu'à complète dissolution. Laisser refroidir puis ajouter le sirop d'orgeat.

Fouetter la crème en chantilly bien ferme. Incorporer la délicatement dans la préparation. Verser dans un moule à cake antiadhésif. Faire prendre 4 h au réfrigérateur.

Laisser macérer 1 h les cerises dénoyautées avec le kirsch, le reste de sucre et les graines de vanille dans une jatte.

Faire cuire pendant 3 min à petite ébullition dans une casserole et passer au mixeur puis au chinois. Laisser refroidir.

Servir sur les assiettes les tranches de blanc-manger, déverser de coulis de cerises, décorer de cerises et de menthe.

Valeur nutritionnelle d'une portion :

Calories	Protéines	Glucides	Lipides	Pouvoir antioxydant ★★★☆
405 kcal	11 g	56 g	13 g	5 600 µmol

PAIN D'EPICE EN DUO GLACE-GRILLE

POUR 6 PERSONNES

Ratio oméga-6 / oméga-3

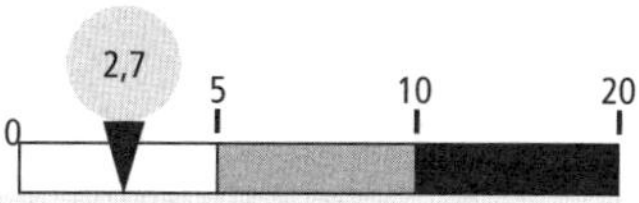

Préparation :
30 min

Cuisson :
10 min

Ingrédients :

- 8 tranches de pain d'épice artisanal
- 4 jaunes d'œufs oméga-3
- 20 cl + 3 c. à s. de crème fraîche
- 3 c. à s. de coulis de cacao
- 60 g de sucre en poudre
- 150 g de sucre glace
- 300 g de fruits rouges frais ou décongelés
- Le jus d'un citron + 10 cl d'eau

Mélanger les fruits rouges et le sucre avec le jus de citron. Laisser macérer 1 h. Mixer, passer au tamis, ajouter de l'eau si le coulis est trop épais. Réserver au frais.

Découper 60 g de pain d'épice en petits dés. Arroser de coulis de cacao. Ajouter 3 c. à s. de crème liquide et bien mélanger.

Battre les jaunes d'œufs et faire fondre le sucre dans une casserole avec 2 c. à s. d'eau à feu doux. Dès la première ébullition, verser sur les jaunes d'œufs en fouettant jusqu'à ce que le mélange soit froid.

Fouetter 20 cl de crème en chantilly ferme. Mélanger la pâte de pain d'épice à la préparation de jaunes d'œufs puis incorporer délicatement la chantilly.

Transférer le tout dans un moule à cake tapissé de film plastique et mettre au moins 12 h au congélateur.

Avant de servir, couper 4 tranches de pain d'épice en triangles, les faire toaster 5 min au four (150 °C). Démouler le pain d'épice glacé et le trancher. Napper le tour des assiettes de coulis de fruit rouge et disposer au centre une tranche de pain glacé et des triangles de pain toasté.

Valeur nutritionnelle d'une portion :

Calories	Protéines	Glucides	Lipides	Pouvoir antioxydant ★★☆☆
370 kcal	5 g	68 g	9 g	4 029 µmol

VERRINES POIRE-CHOCOLAT
POUR 4 PERSONNES

Ratio oméga-6 / oméga-3

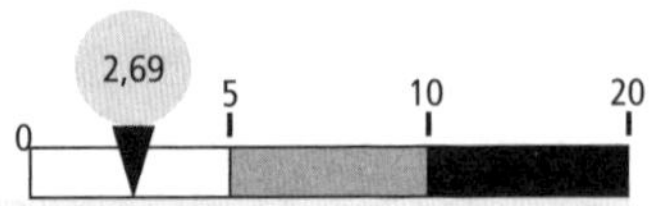

Préparation :
30 min

Cuisson :
25 min

Ingrédients :
- 200 g de chocolat noir pour dessert
- 6 œufs riches en oméga-3
- 1 pincée de sel
- ½ c. à c. de gingembre en poudre
- 3 c. à s. d'eau
- 4 poires
- 20 cl de vin rouge
- 40 g de sucre
- ½ jus de citron vert
- 1 gousse de vanille
- 1 clou de girofle

Dans un saladier, faire fondre le chocolat au bain-marie avec l'eau et le gingembre et laisser tiédir.
Casser les œufs en séparant les jaunes et les blancs. Ajouter une pincée de sel dans les blancs et les battre en neige bien fermes. Verser le chocolat bien tiédi sur les jaunes en mélangeant énergiquement.
Incorporer délicatement les blancs au chocolat sans les casser. Faire prendre la mousse au réfrigérateur au moins 3 h.
Eplucher les poires et les couper en 2. Dans une casserole, mettre le vin, le sucre, le citron, la vanille, le clou de girofle et les poires. Laisser cuire environ 25 min à feu très doux, réserver au réfrigérateur 2 h. Retirer le clou de girofle.
Remplir des petits verres avec, en alternance, de la mousse au chocolat, puis des dés de poire. Terminer avec une couche de poire et décorer d'un morceau de vanille. Servir très frais.

Valeur nutritionnelle d'une portion :

Calories	Protéines	Glucides	Lipides	Pouvoir antioxydant ★★★★
364 kcal	4 g	51 g	16 g	55 106 µmol

RECETTE ANTIOXYDANTE PAR EXCELLENCE

Le chocolat présente un ORAC de 103 971 µmol TEC/100 g. Une capacité antioxydante exceptionnelle qui contribue à lutter contre l'inflammation.

TABLES

TENEURS EN OMÉGA-6 ET OMÉGA-3 (en grammes pour 100 grammes)

	OMÉGA-6 (TOTAL)	OMÉGA-3			Ω6/Ω3
		ALA*	EPA*	DHA*	
POISSONS					
Anchois	0,2	-	0,5	0,9	0,14
Anguille	0,5	0,06	1,0	0,4	0,34
Bar	0,1	Tr	0,1	0,3	0,25
Brochet	0,1				
Cabillaud (Atlantique)	Tr	Tr	0,1	0,2	0,03
Carpe	0,8	0,3	0,2	0,1	1,33
Carrelet	0,2	Tr	0,1	0,1	1,00
Eglefin	-	Tr	0,1	0,1	-
Eperlan	0,4	0,3	0,2	0,1	0,66
Flétan	0,2	0,1	0,1	0,3	0,40
Hareng	**0,3**	**0,07**	**1,5**	**2,6**	**0,07**
Lieu	-	-	0,1	0,4	0,02
Lotte	0,1	-	0,1	0,1	0,50
Loup	0,2	Tr	0,3	0,3	0,33
Maquereau	**0,5**	**0,2**	**1,6**	**3,1**	**0,10**
Merlan	-	Tr	Tr	0,1	-
Merlu argenté	0,3	0,1	0,2	0,3	0,5
Mérou	0,1	Tr	Tr	0,3	0,33
Morue charbonnière	0,5	0,1	0,7	0,7	0,33
Perche	0,4	Tr	0,1	0,2	1,33

* ALA = acide alpha-linolénique, EPA = acide eicosapentaénoïque, DHA = acide docosahexaénoïque

	OMÉGA-6 (TOTAL)	OMÉGA-3			Ω6/Ω3
		ALA	EPA	DHA	
Roussette	0,7	0,1	0,7	1,2	0,35
Sardine (conserve à l'huile d'olive)	0,7	0,05	0,5	0,7	0,56
Sardine fraîche	**0,4**	**0,2**	**1,1**	**2,6**	**0,10**
Saumon (élevage)	0,9	0,2	1,1	1,5	0,32
Saumon sauvage	1,2	0,01	0,04	1,1	1,04
Saumon fumé	0,5	0,1	0,7	1,5	0,22
Sole	0,1	Tr	Tr	0,1	1,00
Thon albacore frais	0,2	-	0,1	0,3	0,50
Thon germon frais	**0,3**	**0,2**	**0,3**	**1,0**	**0,20**
Thon albacore conserve	0,2	0,01	0,1	0,5	0,32
Thon germon conserve	**0,3**	**0,05**	**0,5**	**1,7**	**0,13**
Truite arc-en-ciel	0,6	0,1	0,1	0,4	0,86
Truite fumée	0,8	0,2	0,7	1,6	0,32
COQUILLAGES ET CRUSTACÉS					
Bigorneau	0,4	0,2	0,5	Tr	0,57
Calamar	0,1	Tr	0,1	0,2	0,33
Coquille St Jacques	0,1	Tr	0,1	0,1	0,5
Crabe	- Tr	0,2	0,2	-	
Crevette rose	0,1	Tr	0,3	0,2	0,2
Ecrevisse	0,2	Tr	0,1	Tr	2
Encornet	0,1	Tr	0,2	0,4	0,17
Homard	-	-	0,1	0,1	-
Huître	0,1	0,1	0,3	0,2	0,17
Langouste	0,3	Tr	0,2	0,1	1
Moule de Méditerranée	0,1	-	0,1	0,1	0,5

	OMÉGA-6 (TOTAL)	OMÉGA-3			Ω6/Ω3
		ALA	EPA	DHA	
Palourde	0,2	Tr	0,2	0,2	0,5
Poulpe	0,1	-	0,1	0,1	0,5
Seiche	0,1	Tr	Tr	Tr	-
HUILES DE POISSON					
Huile de foie de morue	6,6	0,7	9,0	9,5	0,34
Huile de flétan	4,1	0,6	7,1	4,3	0,34
Huile de saumon	9,0	1,0	8,8	11,1	0,43
VIANDES ET VOLAILLES					
Bœuf, entrecôte grillée	0,4	0,1	-	-	4
Bœuf, steak haché (15% MG)	0,3	0,1	-	-	3
Porc, filet rôti	0,5	0,03	-	-	16,67
Porc, côtelette grillée	1,2	0,1	-	-	12
Porc, jambon blanc	0,6	0,07	-	-	8,57
Porc, jambon enrichi en oméga-3	0,9	Oméga-3 totaux = 0,33			3,6
Veau rôti	0,2	0,02	-	-	10
Agneau, côtelette grillée	0,3	0,2	-	-	1,5
Poulet rôti, viande et peau	1,8	0,2	-	-	9
ŒUFS ET PRODUITS LAITIERS					
Œuf entier, cru	1,6	0,05	-	-	32
Œuf entier enrichi en oméga-3	1,7	Oméga-3 totaux = 0,66			2,57
Lait de vache	0,05	0,01	0	0	5,00
1 /2 écrémé UHT					
Camembert	0,4	0,3	0	0	1,33
Mozzarella	0,3	0,1	0	0	3,00

	OMÉGA-6 (TOTAL)	OMÉGA-3			Ω6/Ω3
		ALA	EPA	DHA	
Comté	1,1	0,4	0	0	2,75
Roquefort	0,6	0,7	-	-	0,85
CORPS GRAS					
Beurre	1,4	0,5	-	-	2,8
Saindoux	10,2	1,0	-	-	10,2
Graisse d'oie	9,8	0,3	-	-	32,67
Huile d'arachide	27,6	0,1	0	0	276
Huile de colza	**20,4**	**9,3**	**0**	**0**	**2,19**
Huile de germe de blé	54,8	6,9	0	0	7,94
Huile de lin	**12,7**	**53,3**	**0**	**0**	**0,24**
Huile de maïs	61,3	1,1	0	0	55,73
Huile de noix	56,8	11,3	0	0	5,02
Huile de palme	10	0,2	0	0	50
Huile de pépins de raisin	69,9	0,1	0	0	699
Huile de soja	51,1	6,8	0	0	7,5
Huile de tournesol	62,8	0,2	0	0	310,4
Huile d'olive	7	0,7	0	0	10
Margarine Effi doux**	5,5	Oméga-3 totaux = 2,1			2,6
Margarine Fruit d'or**	28,7	Oméga-3 totaux = 2,3			12,48
Margarine Fruit d'or olive**	25,3	Oméga-3 totaux = 1,9			13,31
Ilo cuisine et tartine**	8,3	Oméga-3 totaux = 3,1			2,68
Primevère cuisine**	17,0	Oméga-3 totaux = 2,5			6,8
St Hubert oméga-3**	**12,0**	**Oméga-3 totaux = 2,9**			**4,14**
St Hubert 41*	4,8	Oméga-3 totaux = 1,8			2,67

	OMÉGA-6 (TOTAL)	OMÉGA-3			Ω6/Ω3
		ALA	EPA	DHA	
LÉGUMES ET FRUITS					
Avocat	0,9	0,1	0	0	9
Brocoli cru	0,04	0,1	0	0	0,4
Chou frisé cru	0,14	0,18	0	0	0,77
Chou-fleur cru	0,02	0,08	0	0	0,25
Epinards crus	**0,02**	**0,14**	**0**	**0**	**0,14**
Fraise	0,1	0,1	0	0	1
Framboise	0,2	0,1	0	0	2
Laitue	0,02	0,06	0	0	0,33
Pourpier	**0,09**	**0,4**	**0**	**0**	**0,22**
Haricots blancs secs	0,2	0,2	0	0	1
Lentilles sèches	0,4	0,16	-	-	2,5
Pois chiches secs	2,2	0,1	-	-	22
NOIX ET GRAINES					
Noix de Grenoble	**35,5**	**7,4**	**0**	**0**	**4,8**
Noisette	5,8	0,1	0	0	58
Pistache rôtie	7,7	0,3	0	0	25,67
Noix de cajou rôtie	8,4	0,08	0	0	105
Noix du Brésil	24	0,06	0	0	400
Cacahuète grillée	13,4	0,4	0	0	33,5
Noix de Pécan	24,7	1	0	0	24,7
Amande	0,37	0	0	0	-
Graine de lin	**4,3**	**18,1**	**0**	**0**	**0,24**
Graine de soja rôtie	11,2	1,5	0	0	7,47

**Pour les margarines, il n'est pas renseigné ici un autre paramètre important : la teneur en acides gras mono-insaturés. C'est cette teneur qui nous fait préférer par exemple St Hubert oméga-3 à St Hubert 41 malgré un ratio Ω6/Ω3 plus favorable à St Hubert 41.

INDICES ORAC

	TENEUR TOTALE EN PHÉNOLS (MG/100G)	ORAC (µMOL TE/100 G)
LÉGUMES		
Ail	81,2	5 346
Ail (poudre)	42	6 666
Aubergine	252	2 533
Artichaut	**792**	**9 409**
Asperge	159	1 644
Betterave	244	2 774
Brocoli	326	1 259
Carotte (crue)	125	1 215
Carotte (cuite)	156	371
Céleri	56	574
Chou frisé	105,2	2 050
Chou vert	203	1 359
Chou rouge (cru)	254	2 252
Chou-fleur	274	647
Citron (jus)	180	1 263
Courge	23,2	396
Courgette	26,4	180
Concombre	27	115
Epinards	217	2 640
Fenouil	27,5	361
Feuille de chêne	114	1 785
Haricots verts	61	290
Haricots rouges	**1247**	**12 359**
Laitue	100	1 424
Laitue romaine	78	989
Maïs	169	413
Oignon jaune (cuit)	150	1 220
Oignon jaune (cru)	91	1029
Oignon rouge (cru)	126	1 146

	TENEUR TOTALE EN PHÉNOLS (MG/100G)	ORAC (µMOL TE/100 G)
Patate douce	120	766
Petits pois	166	384
Poireau	54,7	910
Poivron jaune	566	1 024
Poivron rouge	424	901
Poivron vert	271	558
Pomme de terre	136	1 081
Potiron	157	483
Piment vert	101,1	534
Piment rouge	158,1	509
Radis	110	954
Tomate (crue)	80	3 370
Tomate (cuite)	**100**	**4 600**
HERBES ET EPICES		
Aneth	215,2	4 392,1
Basilic	234	4 805,2
Cannelle	**15 718**	**267 536**
Cardamome	148,3	2 764,0
Ciboulette	74,9	2 094,2
Clou de girofle	**11 319**	**314 446**
Coriandre	134,2	5 141,3
Cumin	750	76 800,2
Curcuma	**2117**	**159 277**
Estragon	570	15 542,2
Gingembre	**317**	**28 811**
Hysope	214,5	6 050,2
Marjolaine	854,2	27 287,4
Mélisse	434,0	5 996,5
Menthe	611,2	13 978,1
Origan	435,1	13 970,2
Paprika	1866	17 919

	TENEUR TOTALE EN PHÉNOLS (MG/100G)	ORAC (µMOL TE/100 G)
Persil	67,9	1 301,8
Romarin	1377,3	290,32
Roquette	136,4	2 373,3
Sarriette	201,2	9 645,2
Sauge	798,0	32 004,1
Thym	1537,0	27 425,5
HUILES ET VINAIGRES		
Huile d'arachide	0,13	106
Huile d'olive vierge extra	**16,5**	**1150**
Huile d'olive vierge extra à l'ail	9,20	557
Huile d'olive vierge extra au basilic	7,5	684
Vinaigre de vin rouge	23,40	410
Vinaigre de cidre	20,20	564
NOIX ET GRAINES		
Amandes	418	4 454
Cacahuètes	396	3 166
Noisettes	835	9 645
Noix du Brésil	310	1 419
Noix de Grenoble	**1556**	**13 541**
Noix de Pécan	**2016**	**17 940**
Pignons	68	719
Pistaches	1657	7 983
FRUITS		
Abricot	133	1 341
Ananas	174	793
Avocat	187	1 933
Banane	231	879
Cerises	339	3 361
Dattes	661	3 895
Figues sèches	960	3 383

	TENEUR TOTALE EN PHÉNOLS (MG/100G)	ORAC (µMOL TE/100 G)
Fraises	368	3 577
Framboises	504	4 925
Kiwi	278	918
Mandarine	192	1 620
Mangue	266	1 002
Melon	124	312
Mûres	660	5 358
Myrtilles	**795**	**9 260**
Nectarine	107	749
Orange	337	1 814
Pamplemousse rose	214	1 548
Pastèque	59	142
Pêche	163	1 863
Poire	220	1911
Pomme Fuji	211	2 593
Pomme Gala	262	2 828
Pomme Golden	217	2 210
Pomme Granny Smith	347	4 275
Prune	**366**	**6 239**
Pruneau	**1195**	**8 578**
Raisin rouge	175	1 260
Raisin blanc	145	1 118
Raisins secs	1065	3 037

BIBLIOGRAPHIE

Ouvrages

DE LORGERIL M., SALEN P. : *Le pouvoir des oméga-3,* éditions Alpen, 2005.

NÉRIN E. : *Le regime IG minceur,* Thierry Souccar Editions, 2007.

Articles

ALTMAN RD : *Effects of a ginger extract on knee pain in patients with osteoarthritis.* Arthritis Rheum 2001, 44(11):2531-2538.

CHOPRA A : *A 32-Week Randomized, Placebo-Controlled Clinical Evaluation of RA-11, an Ayurvedic Drug, on Osteoarthritis of the Knees.* J Clin Rheumatol. 2004 Oct;10(5):236-245.

CURTIS CL. : *n-3 fatty acids specifically modulate catabolic factors involved in articular cartilage degradation.* J Biol Chem. 2000 Jan 14;275(2):721-4.

FERNANDEZ-REAL JM : *Insulin resistance, inflammation, and serum fatty acid composition.* Diabetes Care. 2003, 26(5):1362-1368.

FUNK JL : *Efficacy and mechanism of action of turmeric supplements in the treatment of experimental arthritis.* Arthritis Rheum. 2006 Nov;54(11):3452-64.

HENROTIN Y. : *Antioxidant to treat osteoarthritis: dream or reality?* Curr Drug Targets. 2007 Feb;8(2):347-57.

JENSEN NH. : *{Reduced pain from osteoarthritis in hip joint or knee joint during treatment with calcium ascorbate. A randomized, placebo-controlled cross-over trial in general practice}.* Ugeskr Laeger. 2003 Jun 16;165(25):2563-6.

OSTAŁOWSKA A. : *Oxidant and anti-oxidant systems of synovial fluid from patients with knee post-traumatic arthritis.* J Orthop Res. 2007 Jun;25(6):804-12.

PARK C. : *Curcumin induces apoptosis and inhibits prostaglandin E2 production in synovial fibroblasts of patients with rheumatoid arthritis.* Int J Mol Med. 2007 Sep;20(3):365-72.

PATEL S. : *Association between serum vitamin D metabolite levels and disease activity in patients with early inflammatory polyarthritis.* Arthritis Rheum. 2007 Jul;56(7):2143-9.

SRIVASTAVA KC. : *Ginger (Zingiber officinale) in rheumatism and musculoskeletal disorders.* Med Hypotheses. 1992, 39(4):342-348.